D1996539

GABI FASTNER

RückenWohl

Achtsam und bewegt zu einem gesunden Rücken

Bibliografische Information der Deutschen Nationalbibliothek:
Die Deutschen Nationalbibliothek verzeichnet diese Publikation in der Deutschen Nationalbibliografie; detaillierte bibliografische Daten sind im Internet über http://d-nb.de abrufbar.

Wichtiger Hinweis:
Dieses Buch ist für Lernzwecke gedacht. Es stellt keinen Ersatz für eine individuelle Fitness- oder medizinische Beratung dar. Wenn Sie medizinischen Rat einholen wollen, konsultieren Sie bitte einen qualifizierten Arzt. Der Verlag und die Autorin haften für keine nachteiligen Auswirkungen, die in einem direkten oder indirekten Zusammenhang mit den Informationen stehen, die in diesem Buch enthalten sind.

Für Fragen und Anregungen:
info@eo-verlag.com

Originalausgabe
1. Auflage 2021

D-85354 Freising
info@eo-verlag.com
Tel.: 0049(0)8161/549903

Lektorat: Janina Raab, München
Umschlagabbildung: Constantin Häuslmeier
Fotos: Maximilian Raab
Model: Gabi Fastner
Layout und Satz: Sonja Kirsch, München

ISBN Print: 978-3-9823099-0-3
ISBN eBook: 978-3-9823099-1-0

Inhalt

Kapitel 1:
RückenWohl 6
Die Wirbelsäule 6
Haltung 8

Kapitel 2:
Füße 12
Die Füße – Wurzeln und Wahrnehmungsorgan des Körpers 12

Kapitel 3:
Unterer Rücken 16
Lendenwirbelsäule 16
Ischias 17
Psoas 19
Iliosakralgelenk (ISG) 21
Beckenboden 26

Kapitel 4:
Oberer Rücken 29
Brustwirbelsäule 29
Zwerchfell/Atmung 31
Halswirbelsäule/Nacken 32
Schultergürtel 33

Kapitel 5:
Reflexive Stabilität 34
Visuelles System 34
Vestibuläres System 34
Propriozeptives System 34

Kapitel 6:
Faszien 37
Faszien – unser größtes Sinnesorgan 37

Kapitel 7:
Arbeitsplatz 39
Arbeitsplatzbestimmung. 40
Übungskatalog 41
Mobilisation 41
Kräftigung 45
Dehnung 49
Entspannung 52

Kapitel 8:
Modellstunden 55
1. Wirbelsäulengymnastik 56
2. Unterer Rücken. 69
3. Oberer Rücken 88
4. Kursstunde mit kleinem Ball . . .103

Kapitel 9:
Aktive Entspannung 122
Übungen zur Entspannung 122

Anhang:
Gabi Fastner 126
Abbildungsverzeichnis. 126
Literatur 127

Ich freue mich sehr, dass du dich für das Buch *RückenWohl* entschieden hast. Das Thema Rücken ist DAS Schwerpunktthema in meiner langjährigen Tätigkeit als Gymnastiklehrerin. Leider besteht oft erst der Ansporn zur Bewegung, wenn sich der Rücken beginnt zu melden. Wir schenken ihm nur selten Beachtung! Wie oft kümmern wir uns zum Beispiel um unser Gesicht, unseren Bauch, unseren Po? Der Rücken fällt meist erst auf, wenn Schmerzen auftreten. Dabei ist die Wirbelsäule, die Muskulatur und das Fasziengewebe rund um die Wirbelsäule entscheidend für die Beweglichkeit und Stabilität des Rumpfes!

Wer kann von sich behaupten, noch nie Rückenschmerzen gehabt zu haben?

Es gibt viele Gründe, warum das *RückenWohl* gestört sein kann:

- fehlende Körperwahrnehmung
- fehlende Beweglichkeit der Brustwirbelsäule, der Schultergelenke, des Schultergürtels, der Hüftgelenke oder der Fußgelenke. (Ist einer dieser Bereiche zu wenig beweglich, können Probleme in den Bereichen darüber oder darunter auftauchen. So können zum Beispiel feste Hüftgelenke Probleme im unteren Rücken auslösen, oder eine zu unbewegliche Brustwirbelsäule Probleme im Nacken)
- fehlende Stabilität, vor allem im Bereich der tiefliegenden Rumpfmuskulatur, der sogenannten Stabilisatoren
- Bewegungsmangel
- zu viel Bewegung/Belastung, oder einseitige Belastung
- Fehlstellungen, erblich bedingt oder (Alters-) Verschleiß
- negativer Stress

Jede Bewegung ist ein Zusammenspiel von knöchernen Strukturen, Faszien und Muskulatur des gesamten Körpers. Deshalb zeichnet dieses Kursformat eine ganzheitliche Herangehensweise an das *RückenWohl* aus. Für das Training bedeutet das, Bewegungen in verschiedenen Variationen auszuführen; Reize zu setzen, an die sich der Körper ständig neu anpassen muss; Übungen zu bieten, bei denen der Körper lernt, sich selbst zu stabilisieren und aufrecht zu halten.

Wie ein Baum, der sich an äußere Gegebenheiten anpassen muss: ist der Baum elastisch, stabil, verwurzelt, aufrecht und durchsaftet, kann er auf äußere Einflüsse besser reagieren – wie unser Körper!
Diese Eigenschaften zu erreichen, ist eine lebenslange Aufgabe! Deshalb sind regelmäßige, abwechslungsreiche Trainingseinheiten so wichtig!

Schließe kurz deine Augen …

Stelle dir einen Baum vor, der in einem dicht bewachsenen Wald wächst. Ein Baum am anderen… ganz dicht neben diesem Baum stehen viele andere Bäume und alle berühren sich ganz leicht, wenn der Wind durch den Wald bläst. Jeder einzelne Baum fühlt sich sicher, unterstützt und gehalten von den Bäumen um sich herum.
Nun kommt eines Tages der Förster und holzt alle Bäume um diesen einen Baum herum ab. Was passiert nun, wenn ein Wind aufkommt? Kann der einzelne Baum dem Wind standhalten oder fällt er um?

Stelle dir nun einen einzelnen Baum auf einem freien Feld vor. Kommt dort ein Wind auf, was passiert mit diesem Baum?

Du konntest dir bestimmt beide Bäume gut vorstellen, oder? Der Baum auf freiem Feld musste sein Leben lang trainieren und sich stabilisieren, dem Wind trotzen. Der Baum im Wald konnte immer bequem sein und sich anlehnen. Das ist doch ein wunderbarer Vergleich mit uns Menschen. Um seinen Rücken zu stabilisieren, benötigen wir ständig Reize – in unterschiedlichster Stärke und Richtung. Zu viele Reize, vergleichbar mit einem Orkan oder zu viel Schneelast für den Baum, stört das *RückenWohl*, der Baum würde umknicken.

Wir Menschen sind im Alltag eher bequem und halten uns fest, lehnen uns an, um unsere Energie zu schonen. Denke zum Beispiel ans Zähneputzen, wir halten uns meistens am Waschbecken fest, oder beim Unterhalten, nach einer gewissen Zeit suchst du dir vielleicht eine Wand zum Anlehnen oder einen Tisch zum Festhalten.

Durch dieses Schonen verkümmert die reflexive Stabilität (siehe Kapitel 5, S. 34) und Elastizität (siehe Faszien Kapitel 6, S. 37) unseres Körpers.

Deshalb ist die variantenreiche, stetige Bewegung so wichtig für unser *RückenWohl*!

Das Konzept *RückenWohl* ist ein Trainingserlebnis im Rhythmus der vier Jahreszeiten. Die Kursstunde ist gegliedert in vier Bereiche, dessen Schwerpunkte unterschiedlich hervorgehoben werden können.

Frühjahr: Erwachen – wahrnehmen – mobilisieren – aufrichten

Sommer: Energie sammeln – Schwung holen – Herzkreislauf trainieren

Herbst: Kraft tanken – stabilisieren

Winter: Wahrnehmen – entspannen

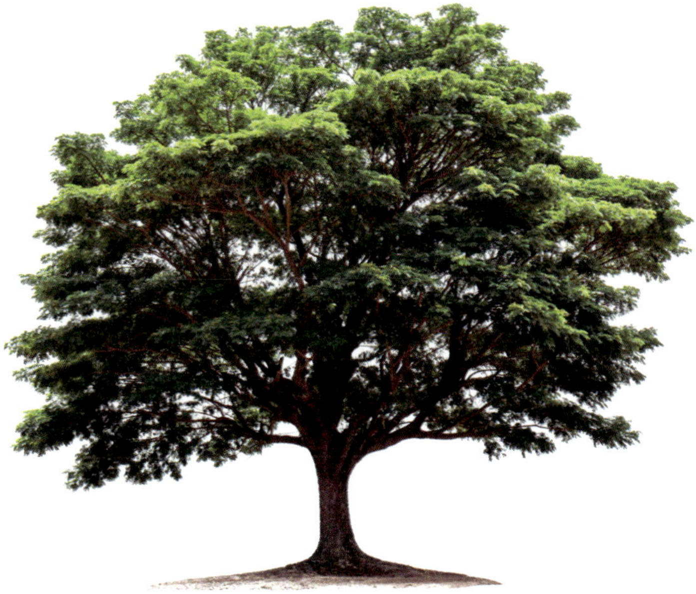

RückenWohl

Die Wirbelsäule

Unser Bewegungsapparat setzt sich zusammen aus dem passiven (Skelett) und dem aktiven (Muskulatur) System. Zum passiven Bewegungsapparat zählen Knochen, Gelenke und Bänder, zum aktiven Bewegungsapparat Muskeln und deren Sehnen.

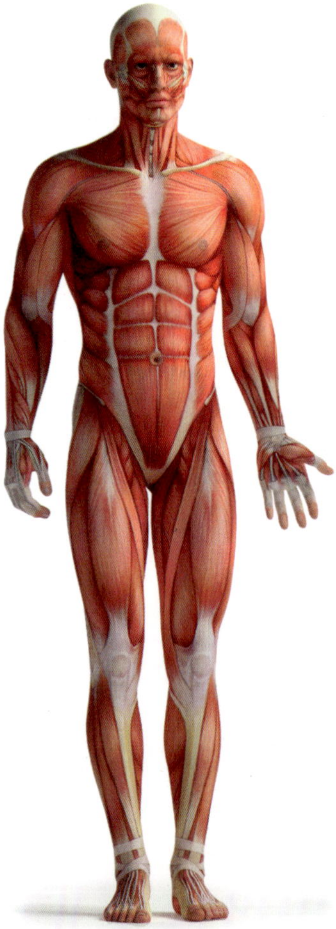

Aktiver Bewegungsapparat
- Skelettmuskulatur
- Sehnen

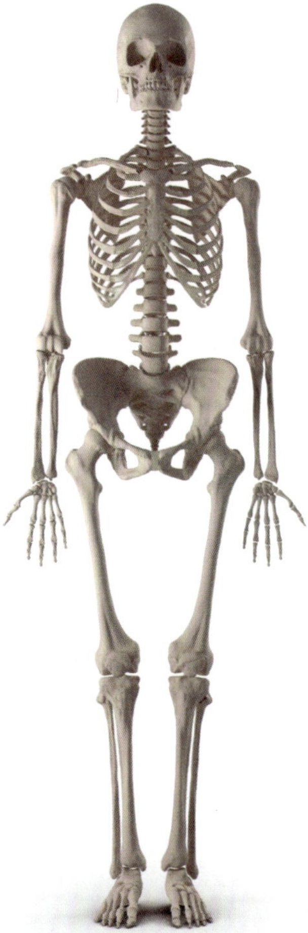

Passiver Bewegungsapparat
- Knochen
- Knorpel
- Bänder

Aktiver Bewegungsapparat der Körpermitte

Der aktive Bewegungsapparat gliedert sich in die oberflächlichen, bewegenden (globale Mobilisatoren) und die tiefer liegenden, stabilisierenden Muskeln (lokale und globale Stabilistaoren).

Mit Hilfe des aktiven Bewegungsapparates wird das Knochengerüst bewegt und stabilisiert. Gesteuert werden unsere Bewegungen durch das komplexe Zusammenspiel der Muskeln, Knochen und Gelenke.

Die lokalen Stabilisatoren spannen unwillkürlich kurz (Millisekunden) vor jeder Bewegung an und schützen unsere Gelenke vor Schäden und Abnutzung. Sie sind der Ursprung der Kraft, von der jede Bewegung ausgeht!

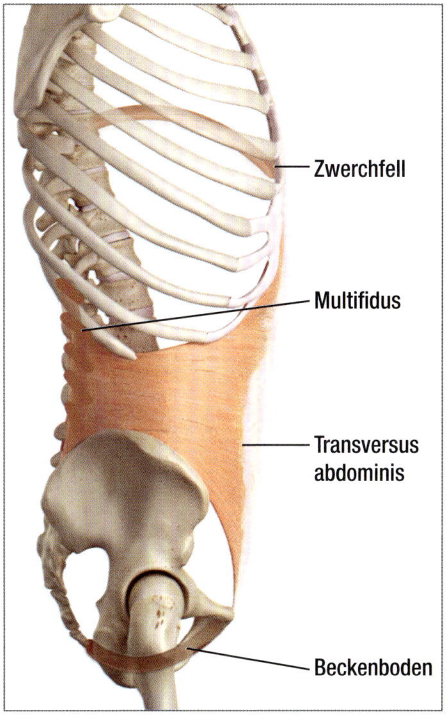

Lokale Stabilisatoren

Lokale Stabilisatoren
- M. multifidus
- M. transversus abdominis
- Anteile des Zwerchfells
- Anteile der Beckenbodenmuskulatur

→ Schutz der Wirbelsäule
Formgebung der Taille

Globale Stabilisatoren
- M. obliquus internus
- Äußere Anteile des M. multifidus
- Tiefe Anteile des M. spinalis

→ Aufbau der Haltung
Kontrolle der Bewegung
Kontrolle der Rotation

Globale Mobilisatoren
- M. rectus abdominis
- M. obliquus externus
- M. quadratus lumborum
- M. iliocostalis
- M. longissimus

→ Full range of motion
Bewegen von Lasten

(verändert nach Albrecht, 2011)

Passiver Bewegungsapparat der Körpermitte

Die Wirbelsäule mit ihrer charakteristischen doppelten S-Krümmung bildet den zentralen Abschnitt unseres Skeletts. Sie verbindet alle vier Gliedmaßen miteinander und ermöglicht uns das aufrechte Stehen, Gehen und Bewegen. Durch ihre Schwingungen federt sie unser Gehirn bei jedem Schritt ab!
Doch eine ihrer wichtigsten Aufgaben ist der Schutz des Rückenmarks, der sogenannten Verlängerung unseres Gehirns. Das Rückenmark verläuft im Wirbelkanal und ist der schätzenswerteste Teil des Körpers, zusammen mit dem Gehirn! Darauf komme ich in Kapitel 5 noch einmal zurück.
In einem Buch zum Thema *RückenWohl* darf eine Abbildung der Wirbelsäule mit ihren einzelnen Segmenten natürlich nicht fehlen.

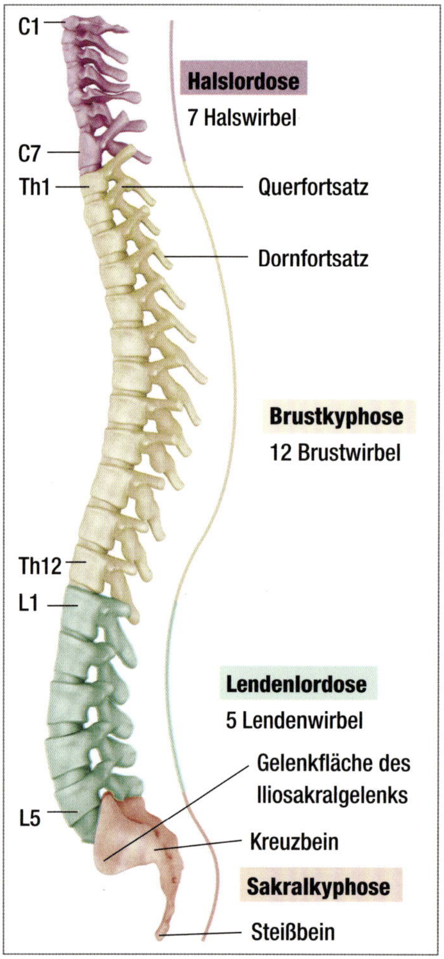

Die Wirbelsäule mit ihren Abschnitten.

Die Wirbelsäule teilt sich allgemein in fünf Abschnitte:

1. Halswirbelsäule,
2. Brustwirbelsäule,
3. Lendenwirbelsäule,
4. Kreuzbein und
5. Steißbein.

Die unterschiedlichen Schwingungen ermöglichen ein Abpuffern von Belastungen auf das Gehirn, vergleichbar mit einer Federung. Die unterschiedlichen Schwingungen nennen sich Lordose (Hals- und Lendenwirbelsäule) und Kyphose (Brustwirbelsäule). Das Kreuzbein und Steißbein schließen sich an die Lendenwirbelsäule an. Diese Wirbelkörper sind verwachsen und kaum beweglich.

Haltung

Wie sieht eigentlich die *richtige Haltung* aus? „Setze dich aufrecht hin, stehe gerade…" das sind Sprüche die wir noch aus unserer Kindheit kennen.
Wir wissen inzwischen, dass die Haltung in der Bewegung viel wichtiger ist, als ständig zu versuchen, die richtige Haltung einzunehmen!

Sie wird beeinflusst von der Erdanziehung, von bestimmten Positionen im Alltag und von sportartspezifischen Bewegungsmustern.

Haltung ist eine Summe verschiedenster Situationen. Auch die seelische Verfassung darf dabei nicht außer Acht gelassen werden: unser Gemützustand beeinflusst unsere Haltung, aber auch umgekehrt kann die Körperhaltung die Psyche leiten.

> TIPP: Bei schlechter Laune einfach mal versuchen aufrecht zu gehen, sitzen, stehen, dann wirst du spüren wie deine Laune sich verbessert!

Beobachte einmal bei einem Ausflug in die Fußgängerzone den Gang der Menschen. Du wirst sehen wie viele verschiedene Wahrnehmungen es für die Körpermitte tatsächlich gibt!

Hier (s. nächste Seite) einige Gangbilder (ein bisschen übertrieben vielleicht, aber du wirst sicher den ein oder anderen Menschen in seinem Verhalten wiedererkennen!).

> Nehmen wir Abstand von den Begriffen der Dysbalance oder der Muskelverkürzung. Es gibt laut Patrick Meinart keine wissenschaftliche Grundlage dafür, was eine muskuläre Dysbalance ist!
> Die gefühlte Verspannung oder der objektiv messbare Muskeltonus haben selten etwas mit Kraft oder Leistung zu tun. Es ist das Gehirn und nicht die muskuläre Dysbalance, die zu Problemen und einem gestörten *RückenWohl* führt! Das Gehirn ist es, das uns ein Problem sendet. Es reagiert auf alles, was wir von unserem Körperinneren wahrnehmen (Interozeption) und auf Einflüsse, die von äußeren Reizen und Sinneseindrücken (Exterozeption) kommen.
> Außerdem wirkt auch die Wahrnehmung unserer Position im Raum (Propriozeption) auf unser Gehirn.
> Folglich ist der Zustand eines Muskels nicht immer nur körperlich erzeugt, sondern auch gesteuert von unserem Zentralnervensystem.
>
> *(Meinart, 2020, S. 27)*

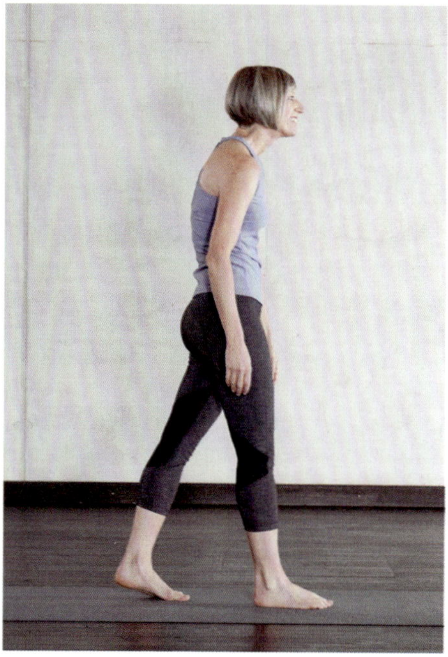

Die Körpermitte an der Nase

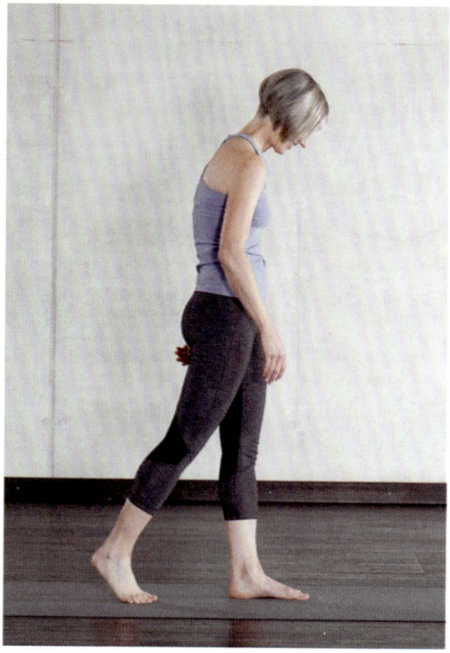

Die Körpermitte am Kopf (der typische Handy-Nacken)

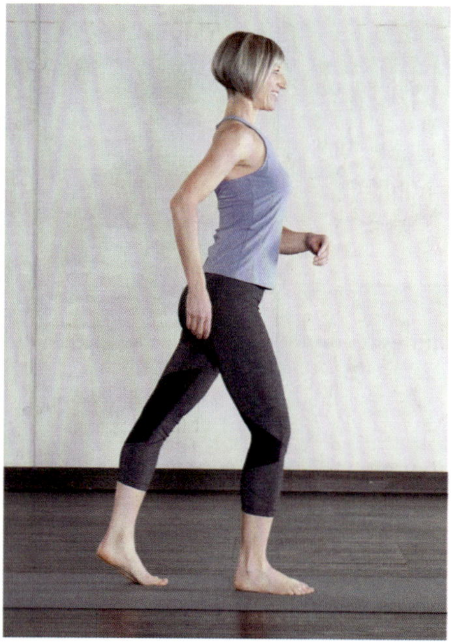

Die Körpermitte am Brustbein

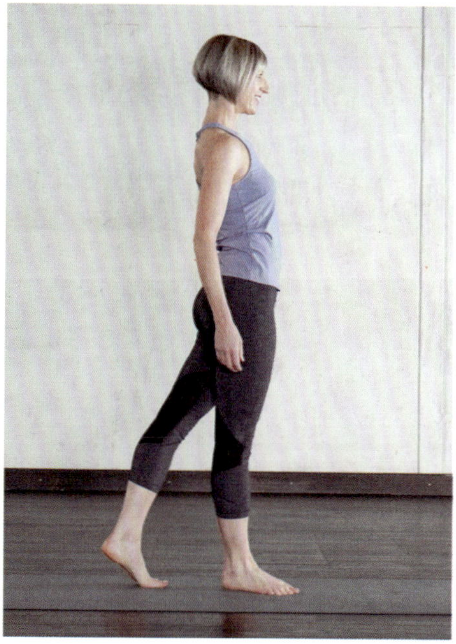

Die Körpermitte am Bauch

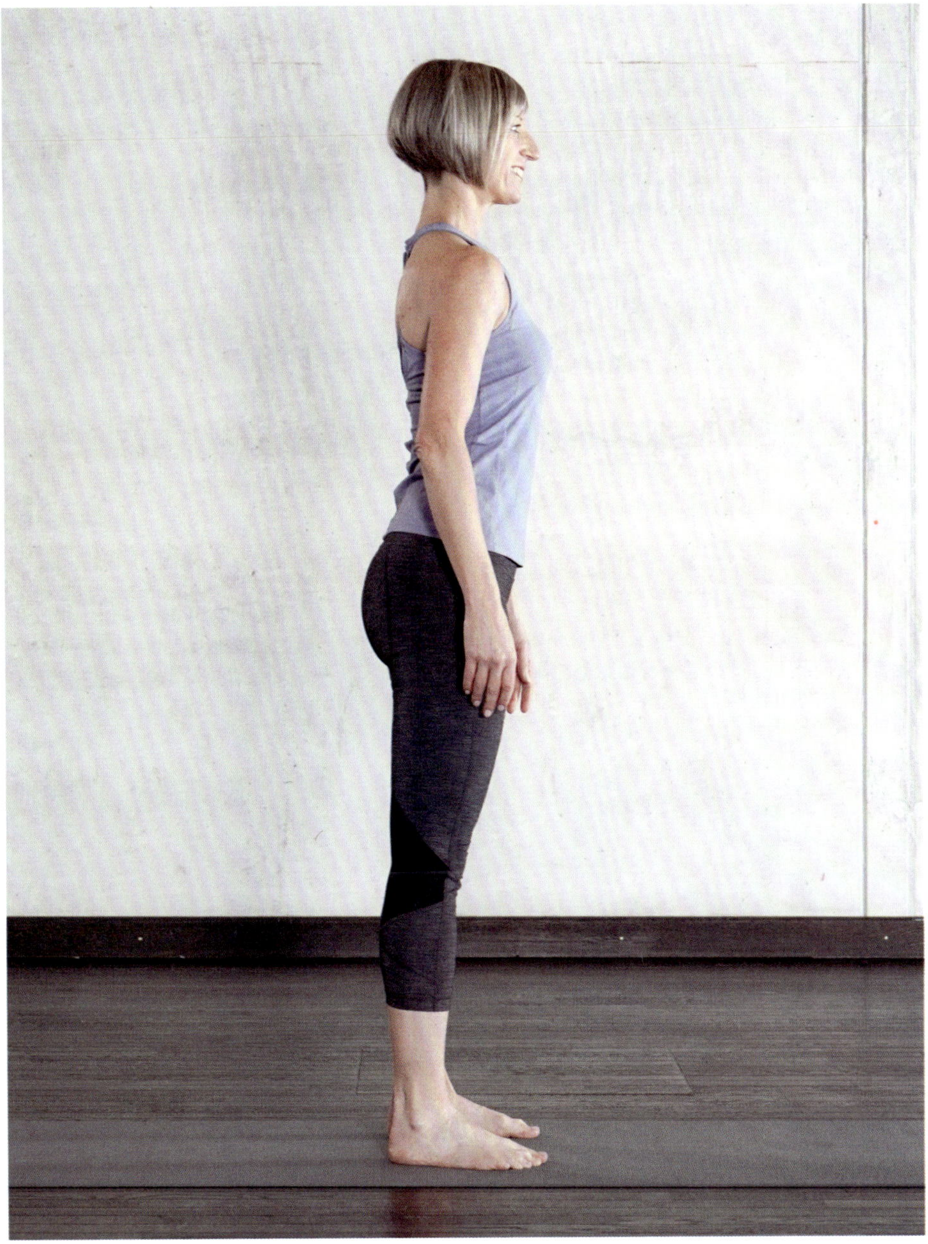

Die aufrechte Haltung

Die Haltung beginnt bei den Füßen!

Füße

Wir sehen täglich mehrmals in den Spiegel, um unser Gesicht zu betrachten, unsere Füße jedoch geraten überwiegend in Vergessenheit. Wir werden oft erst auf unsere Füße aufmerksam, wenn sie schmerzen. Und das, obwohl sie uns im besten Fall unser ganzes Leben tragen sollten! Wir wissen auch, dass unser ganzer Körper eine Einheit ist, also die Fußgesundheit unheimlich wichtig ist für unser *RückenWohl*. Haben wir Fußschwächen, dann wirkt sich das auf die gesamte Statik unseres Körpers aus. Deshalb widmen wir uns in diesem Kapitel unseren Füßen!

Die Füße – Wurzeln und Wahrnehmungsorgan des Körpers

Was haben die Füße mit unserer Haltung zu tun?
Wie bei einem Baum die Qualität der Wurzeln darüber entscheidet, ob der nächste Wind den Baum aus seiner Verankerung hebt, so sind gesunde Füße wichtig für eine stabile, aufrechte Haltung!
Sie vermitteln uns Informationen über Untergrundbeschaffenheit und Bewegung.

TEST: Stelle dich aufrecht hin und schließe deine Augen. Nun belaste deine Fuß-Innenkanten und spüre was mit deiner Körperstatik passiert. Merkst du, wie du in ein Hohlkreuz fällst, der Beckenboden geschwächt ist und die Organe auf die Leisten drücken?

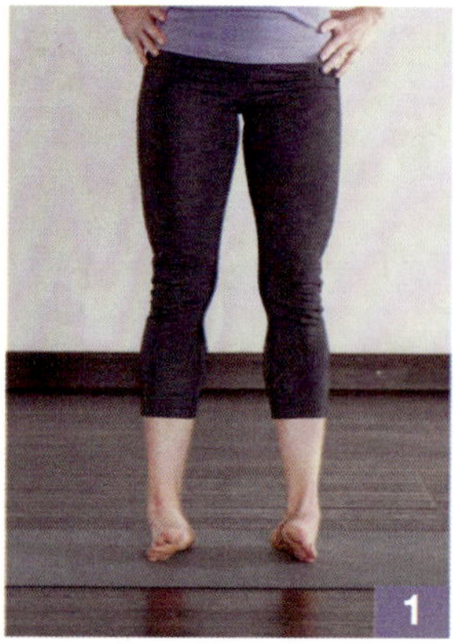

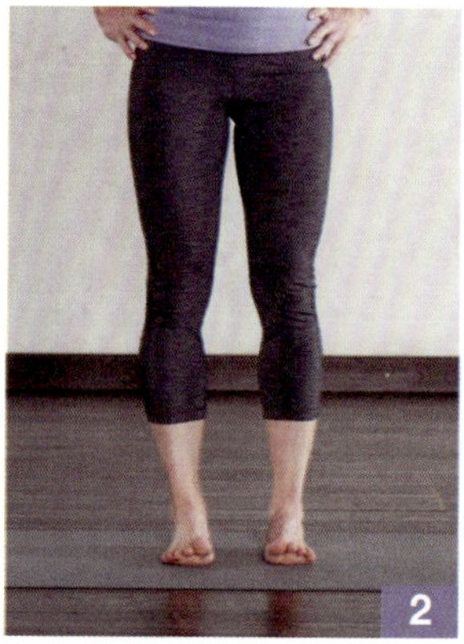

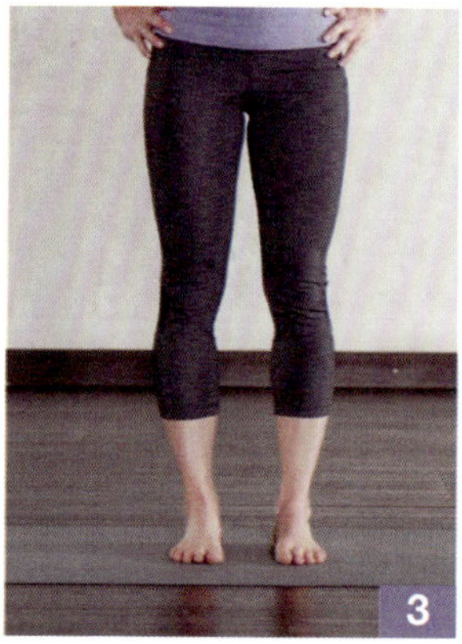

Der aufrechte Stand – Außenkanten, Großzehenballen, Ferse
Stelle deine Füße hüftbreit auf. Zwischen den beiden Füßen hat ein Fuß längs Platz. Nun hebe den inneren Rand deiner Füße an und senke dann die Großzehenballen. Unter dem Zehenballen 2–4 greifst du eine Münze. Nun belastest du die Außenkanten, die Großzehenballen und die Fersen. Dabei sind die Zehen locker und entspannt. Spüre dein Fußgewölbe, deine Aufrichtung.

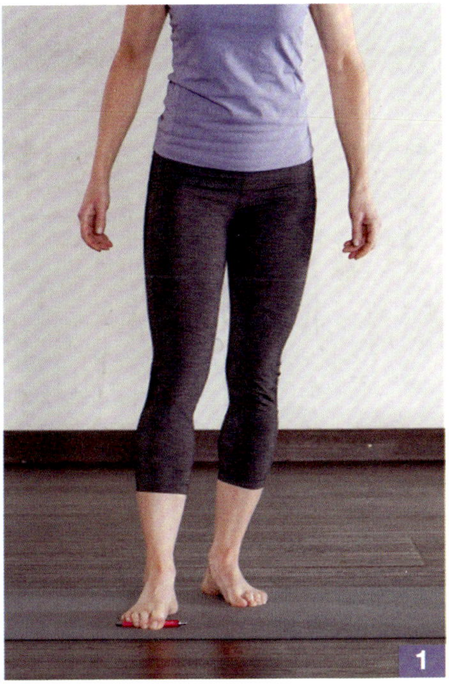

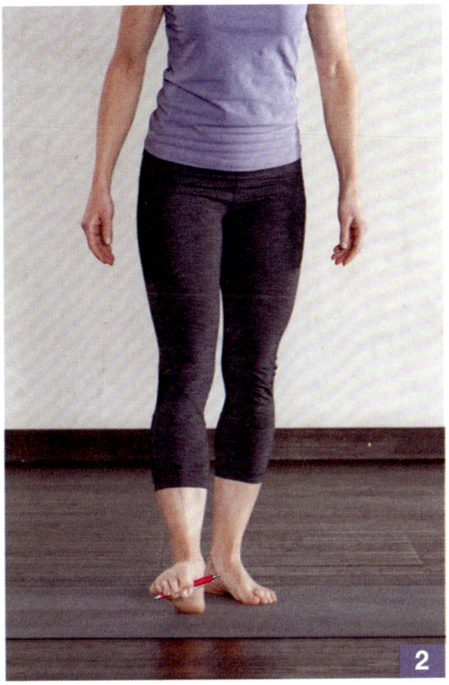

Stifte heben

Versuche einen Stift mit den Zehen zu greifen und an eine andere Stelle zu legen. Kräftigung der Fußmuskulatur, Mobilisation der Zehengelenke.

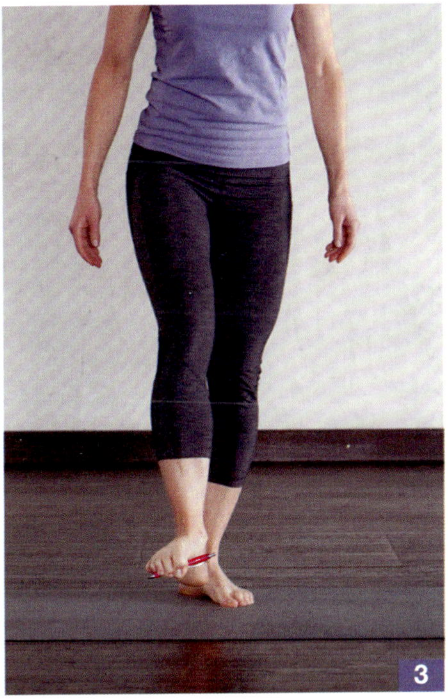

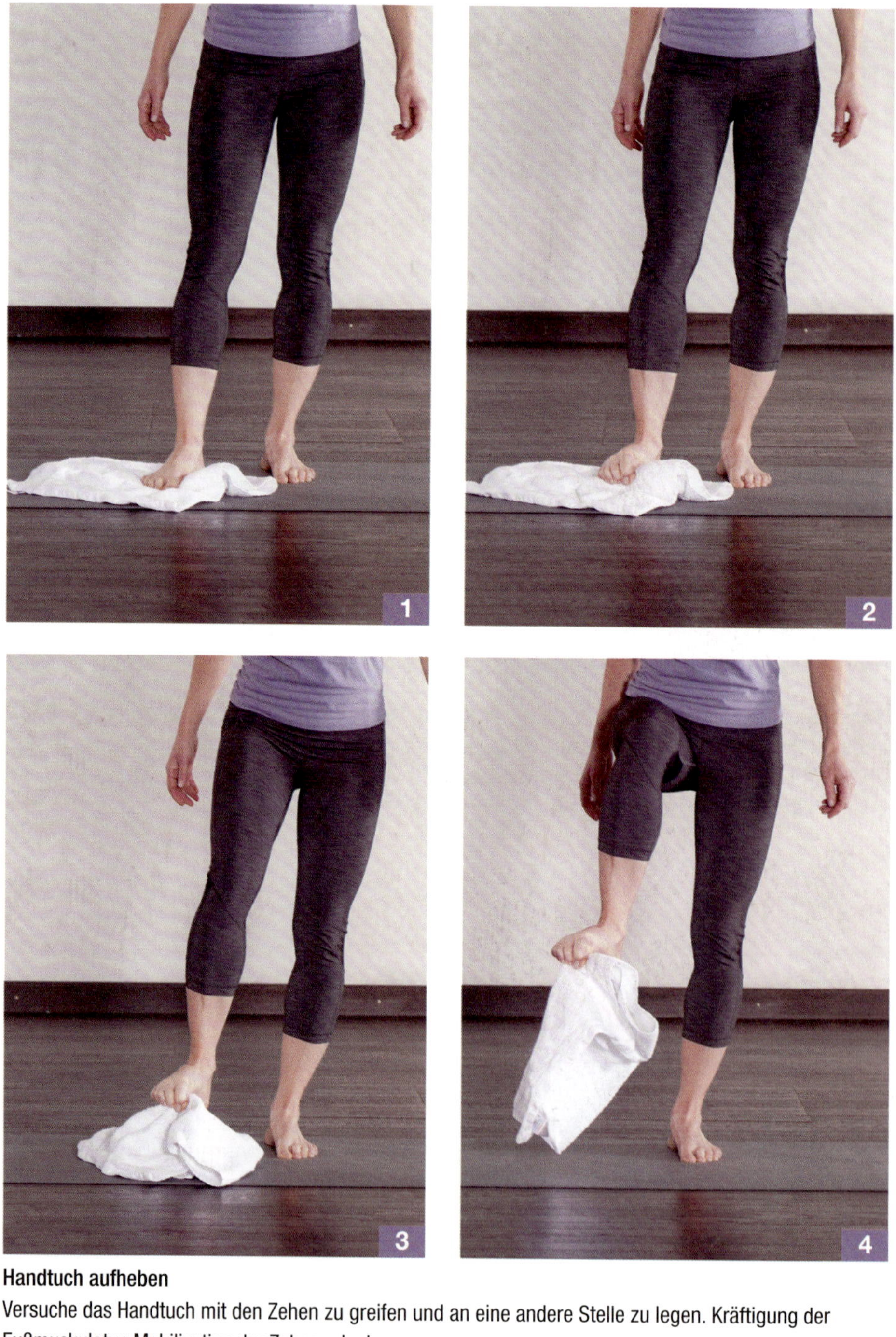

Handtuch aufheben

Versuche das Handtuch mit den Zehen zu greifen und an eine andere Stelle zu legen. Kräftigung der Fußmuskulatur, Mobilisation der Zehengelenke.

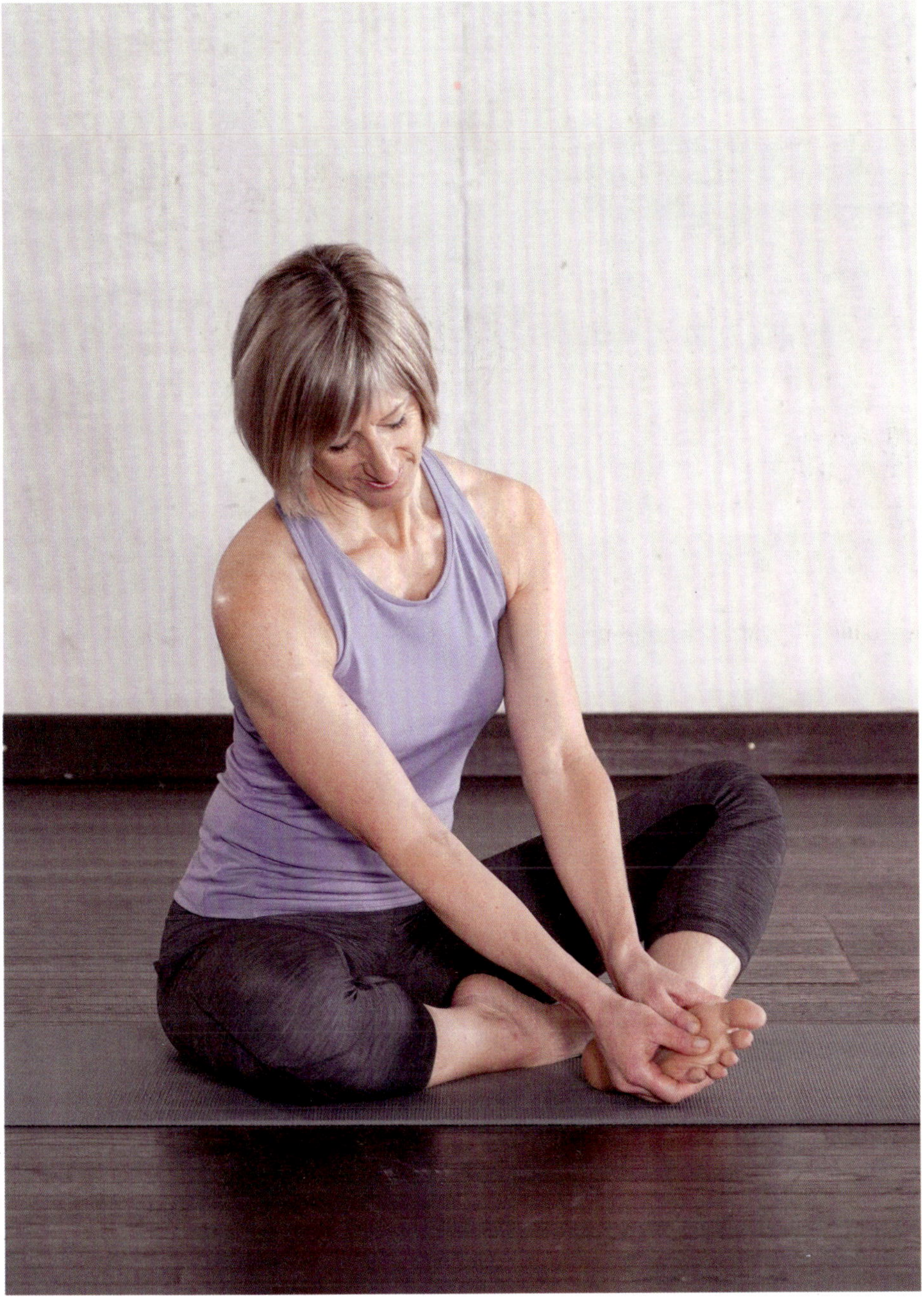

Massage der Füße

Verwöhne deine Füße mit einer ausgiebigen Massage! Alles was gut tut, ist richtig. Wenn du magst, creme deine Füße vorher etwas ein! Lösen der Faszienstrukturen.

Unterer Rücken

Lendenwirbelsäule

Die Lendenwirbelsäule sowie ihre muskuläre beziehungsweise fasziale Stabilisation ist vergleichbar mit einem Korsett, das den unteren Rücken stützt und stabilisiert! Der tiefe, quere Bauchmuskel, der M. transversus abdominis und die Fascia thoracolumbalis bilden zusammen eine myofasziale Binde rund um den unteren Rücken, auf dem die Last des gesamten Rumpfes liegt. Die Muskeln allein reichen nicht, um den unteren Rücken zu stabilisieren. Entscheidend für die Stabilisation des unteren Rückens ist die Fascia thoracolumbalis!

Der untere Rücken ist der Abschnitt der Wirbelsäule, dessen *RückenWohl* am häufigsten gestört ist. Auf ihm lastet das Gewicht des gesamten Rumpfes!

Dieser Bereich des Rückens ist nur minimal beweglich. Es sind nur zwei bis drei Grad Drehung möglich.

Der Wirbelsäulenabschnitt besteht aus üblicherweise fünf Lendenwirbeln und den dazwischen liegenden Bandscheiben. Die Basis der Lendenwirbelsäule ist das Kreuzbein, das zu einer Knochenplatte zusammengewachsen ist. Den Abschluss bildet das Steißbein, das aus vier bis fünf Wirbeln besteht, die ebenfalls verwachsen sind.

Durch den knöchernen Kanal der Lendenwirbelsäule läuft der Ischiasnerv.

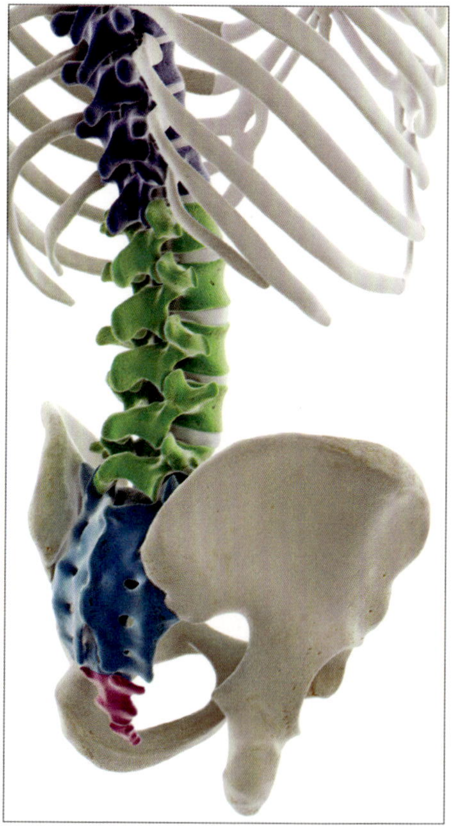

Die Lendenwirbelsäule (hier grün eingefärbt).

Übung zur Entspannung der Lendenwirbelsäule:

Leg dich in die Rückenlage mit ausgestreckten Beinen.

Nun schließe deine Augen und fokussiere dich auf deine Lendenwirbelsäule. Wie liegt der untere Rücken auf dem Boden? Befindet er sich wenig oder weit in der Luft?

Mit dem Einatmen spanne deinen unteren Rücken etwas an, indem du die Lordose verstärkst, mit dem Ausatmen lass die Spannung wieder los!

Drücke den Rücken dabei nicht auf den Boden, lasse ihn lediglich sanft in Richtung Boden absinken!

Wiederhole diese Übung einige Male, bis du den Zustand der Entspannung verinnerlicht hast!

Ischias

„Ich habe Ischias!" – ein umgangssprachlicher Ausdruck, der gerne verwendet wird, wenn ein Schmerz vom Rücken bis ins Bein zieht. Diese Feststellung fasst verschiedene Probleme zusammen, die vom sogenannten Ischiasnerv ausgehen. Im Fachjargon nennt man diese Symptomatik Ischialgie.
Ursachen dafür können viele sein, wie zum Beispiel Bandscheibenvorfälle, Entzündungen oder Rheuma.

Der Ischiasnerv ist unser dickster Nerv. Er hat seinen Ursprung im sakralen Nervengeflecht aus dem Rückenmark und verläuft, den M. piriformis passierend, an der Rückseite des Beines.
Bei erhöhtem Muskeltonus des Piriformis, zum Beispiel durch Fehlstellung, Überlastung sowie einseitige Haltung (vieles Sitzen), kann der Ischiasnerv gereizt beziehungsweise eingeengt werden und so typische ausstrahlende Schmerzen ins Gesäß und in das gesamte Bein verursachen.

> TIPP: Hast du ab und zu deine Geldbörse hinten in der Hosentasche und setzt dich darauf? Durch den Druck der Geldbörse wird der Ischiasnerv gereizt und es kann zur oben genannten Symptomatik kommen!

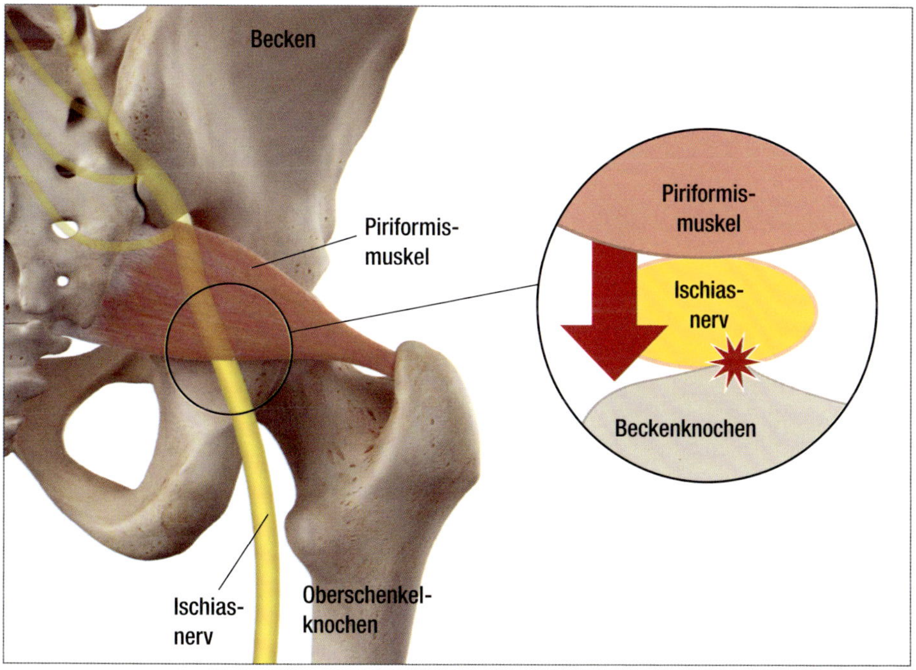

Ischiasnerv unter Druck.

Übungen zur Dehnung des M. piriformis

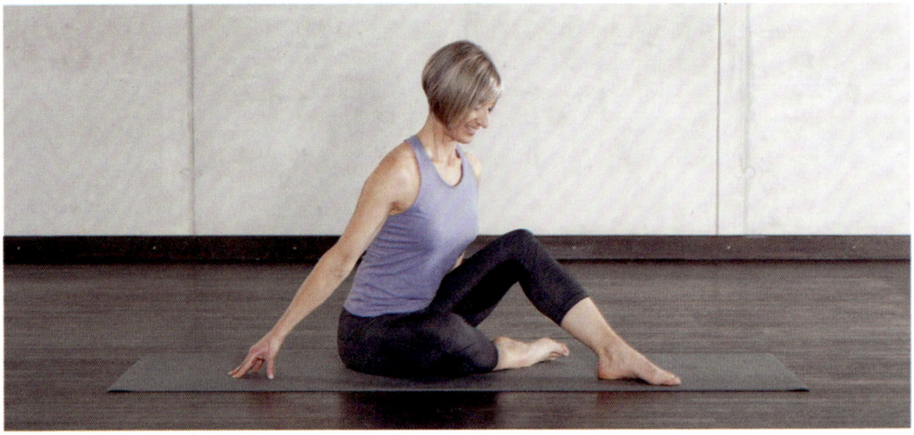

Sitz mit aufgestellten Beinen

Ein Bein unter das andere Bein kreuzen. Nun den Oberkörper gerade nach vorne beugen. Diese Position je Seite ca. 30 Sekunden halten.

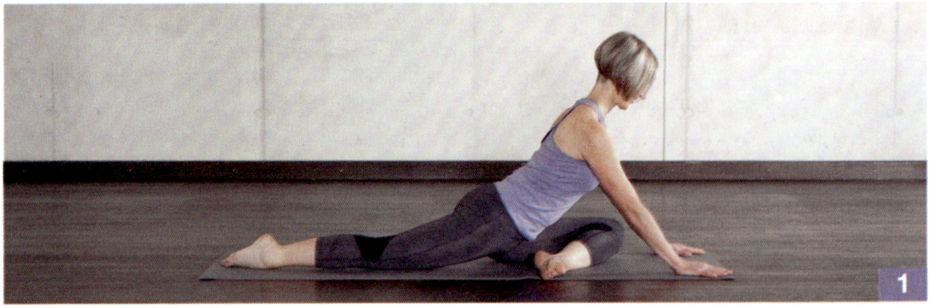

1

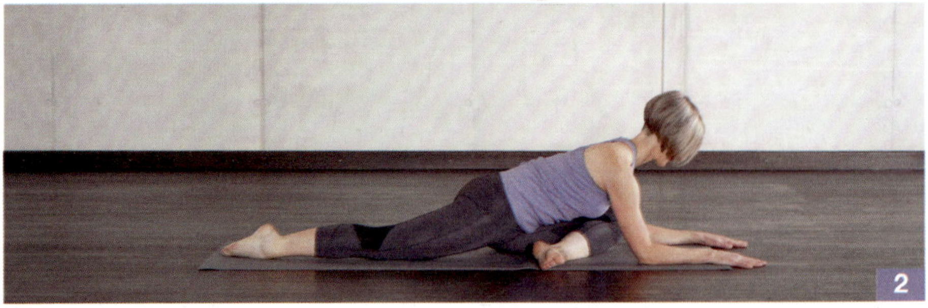

2

Die Taube

Ein Bein nach vorne anwinkeln (je grösser der Kniewinkel, umso anspruchsvoller ist diese Dehnung!). Das Becken parallel zum Boden halten. Der Oberkörper sinkt in Richtung Boden. Je Seite 30–60 Sekunden lang halten.

Psoas

Der große Hüftbeugemuskel verbindet unsere obere und untere Körperhälfte. Er sorgt für eine gute Stabilität und nimmt somit auch großen Einfluss auf unser *RückenWohl*! Immer wenn wir das Bein anheben, wie etwa beim Gehen oder Treppensteigen, beanspruchen wir diesen Muskel beziehungsweise diese Muskelgruppe! Sie besteht aus dem großen und kleinen Lendenmuskel sowie dem Darmbeinmuskel.

TEST:

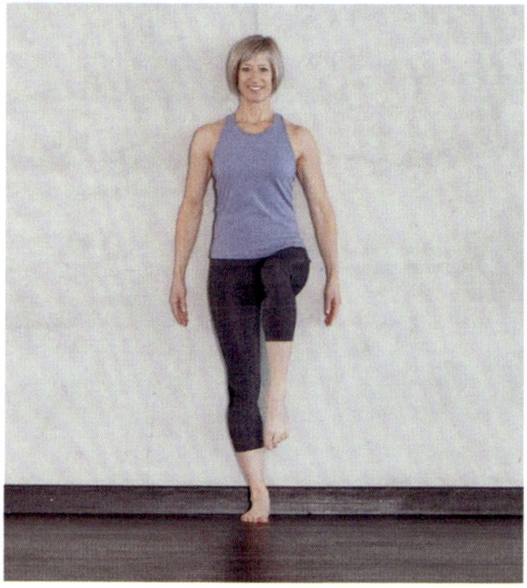

Stelle dich mit dem Rücken an eine Wand. Ein Bein im 90 Grad Winkel anheben. Kannst du das Bein 30 Sekunden lang halten, ohne mit der Hüfte wegzukippen? Dann ist dein Psoas kräftig genug!

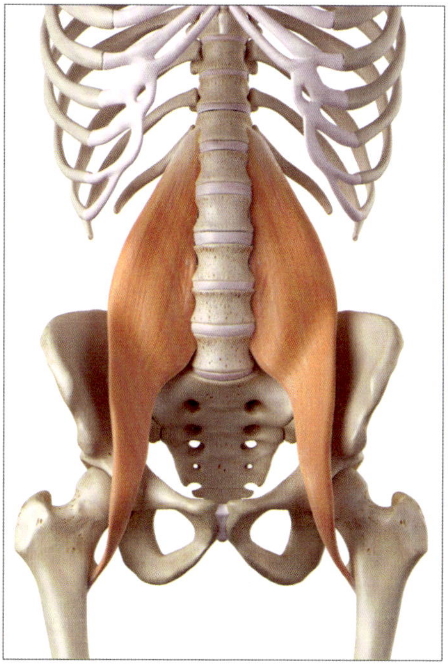

M. psoas major

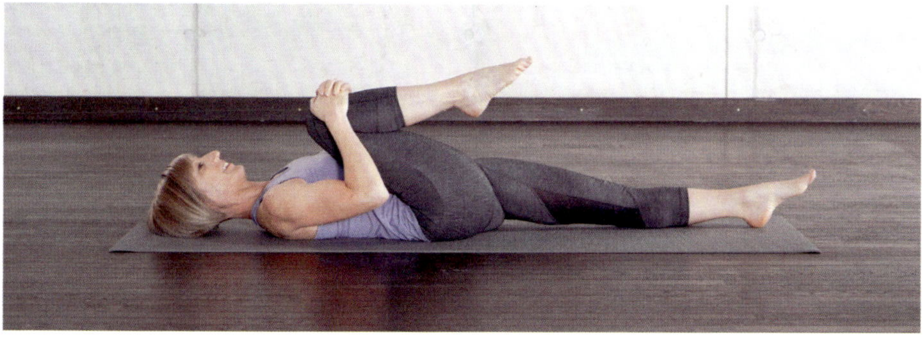

Lege dich auf den Rücken. Ziehe ein Bein knapp unter dem Knie nah an den Oberkörper heran. Bleibt das andere Bein gestreckt am Boden, dann ist dein Hüftbeuger gut gedehnt.

TIPP: Früher war die Aufgabe des Iliopsoas, in einer Gefahrensituation unwillkürlich aktiv zu werden. Zum Beispiel beim Weglaufen vor einer Lebensgefahr oder beim Jagen eines Tieres. Um das Bein schnell anheben zu können, muss der Iliopsoas sich reflexartig verkürzen.
Auf die heutige Zeit übertragen bedeutet das, dass der Muskel bei negativem Stress (Disstress) oder bei Angst mit Verkürzung reagiert! Ein verkürzter, angespannter Psoas führt zur Einengung der Organe und beeinflusst auch unsere Atmung negativ. Ist unser Psoas einerseits stark und zugleich entspannt, können wir tiefer atmen und unsere Organe haben genug Raum! Wir fühlen uns wohl!

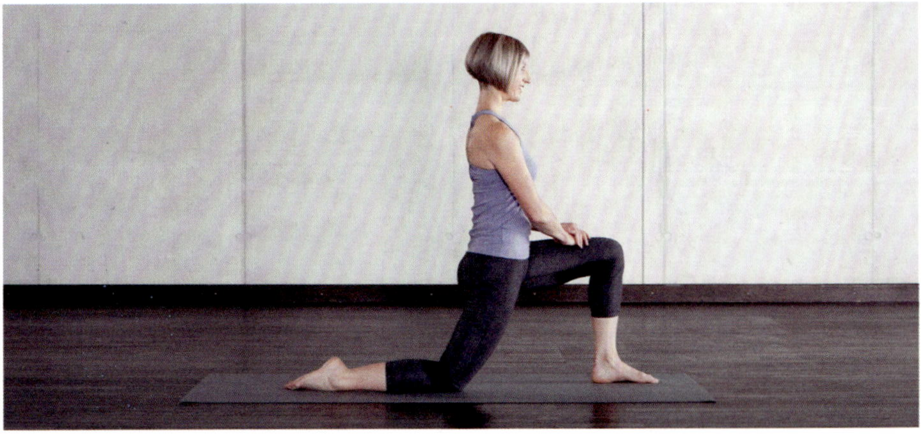

Dehnung des Iliopsoas

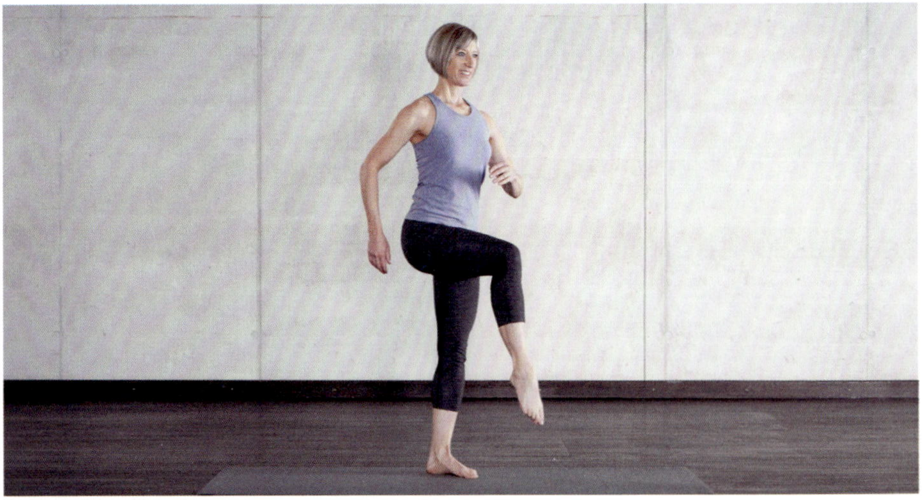

Kräftigung: Die Knie im Wechsel anziehen

Iliosakralgelenk (ISG)

Das ISG (Iliosakralgelenk), auch Kreuzbein-Darmbein-Gelenk genannt, ist eine Knochenspalte und wird von starken inneren Faszien und Bändern zusammengehalten. Es bildet die Verbindung zwischen dem unteren Rücken und dem Becken.

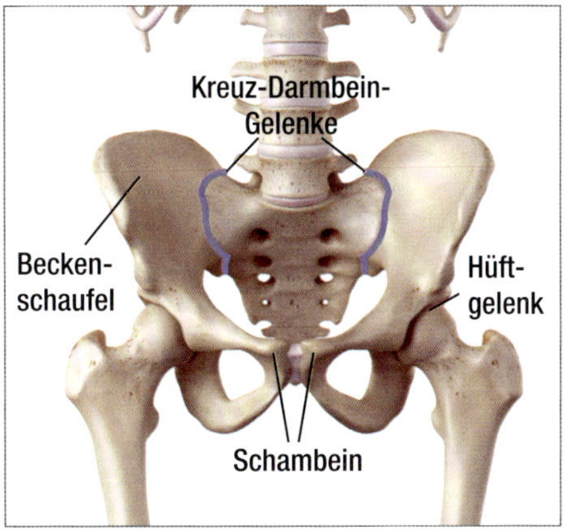

Iliosakralgelenk

Wichtig für eine optimale dynamische Körperhaltung, ist das Zusammenspiel der ISG Gelenke mit den inneren Core-Faszien und Core Muskeln (Psoas, Piriformis, Beckenboden, Zwerchfell, Transversus). Die inneren Faszien sind reich an Sensoren, die mit den Core Muskeln eng interagieren, wenn wir uns bewegen.
Es gibt viele Gründe, warum sich diese Verbindung *verkanten* kann, wie zum Beispiel langes Sitzen, Sitzen mit überschlagenen Beinen, Sitzen mit Geldbörse in einer Hosentasche hinten oder eine Beinlängendifferenz.

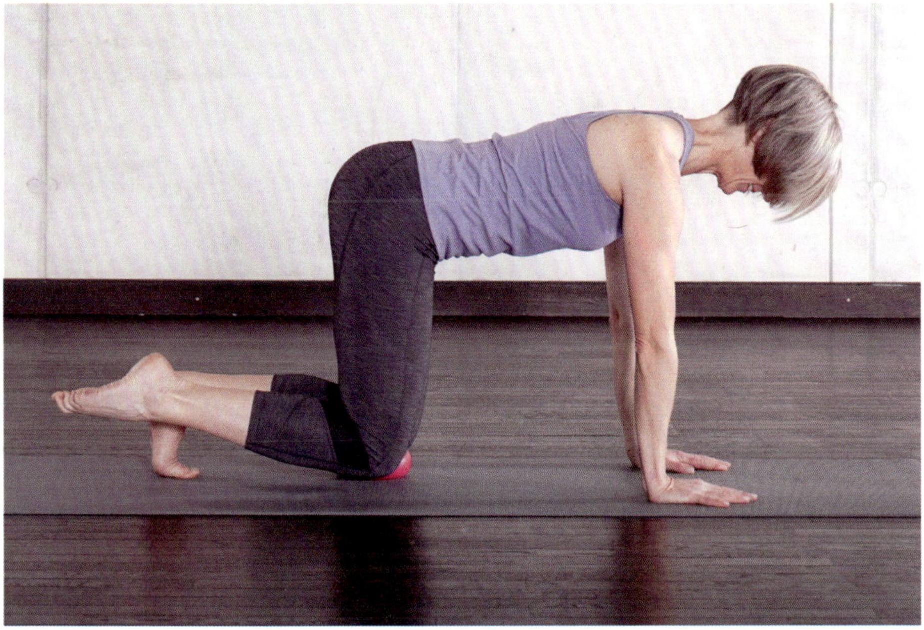

TEST: Vierfüßler Stand auf GAB! Ball, nun das Becken auf einer Seite abkippen lassen und wieder aufrichten. Wenn das möglich ist, ist dein ISG Gelenk frei. Diese Übung dient auch zur Mobilisation deines ISG Gelenkes.

Lockerungsübungen für das Iliosakralgelenk

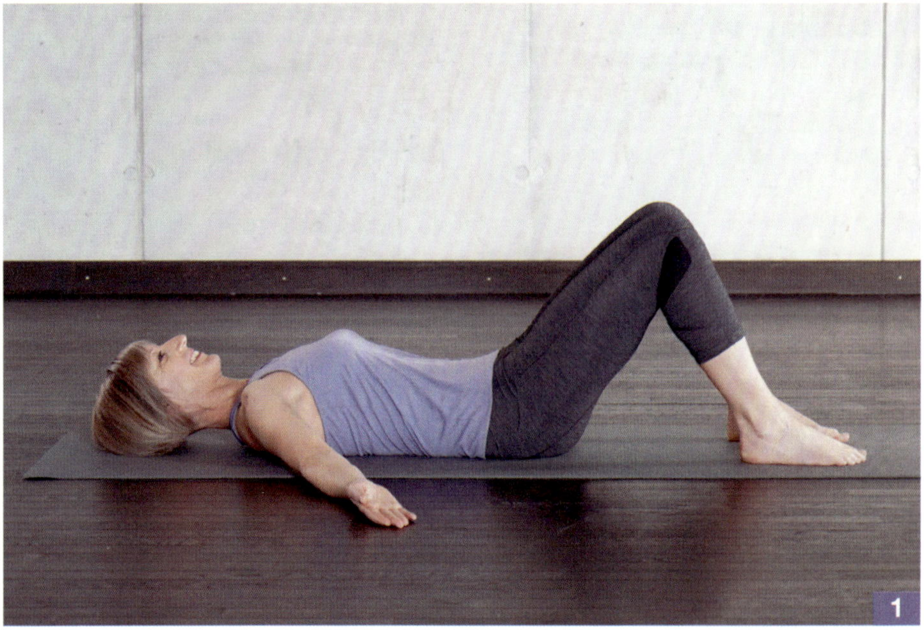

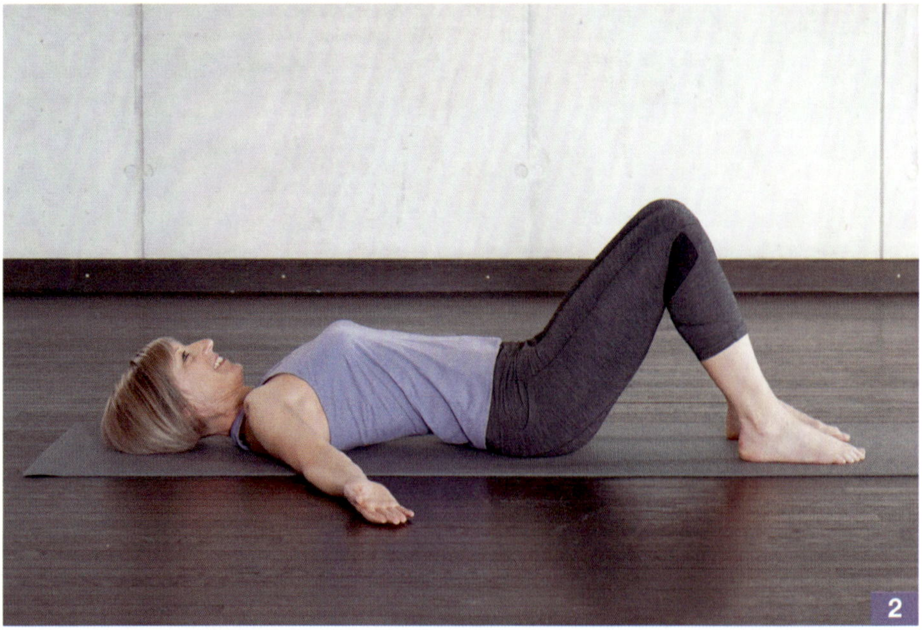

Rückenlage mit aufgestellten Beinen. Du beginnst in einem leichten Hohlkreuz und rollst das Becken etwas hin und her. Wenn dein Becken eine Uhr wäre, rolle von der 12 auf die 6. Eine Minute lang.

Lockerungsübungen für das Iliosakralgelenk

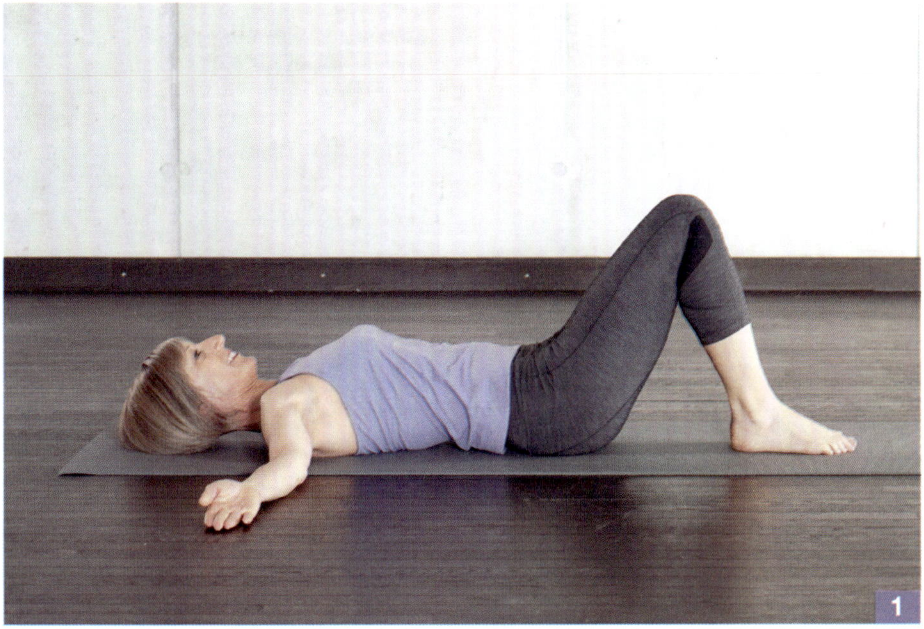

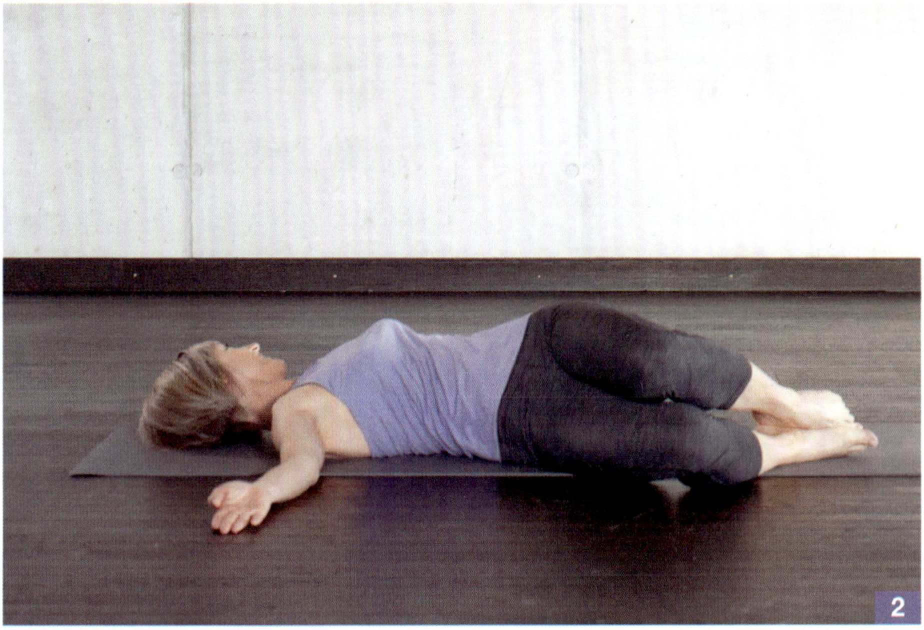

Rückenlage. Beine sind aufgestellt. Arme in der Seithalte. Nun kippe die Knie nach rechts und links. Eine Minute lang.

Lockerungsübungen für das Iliosakralgelenk

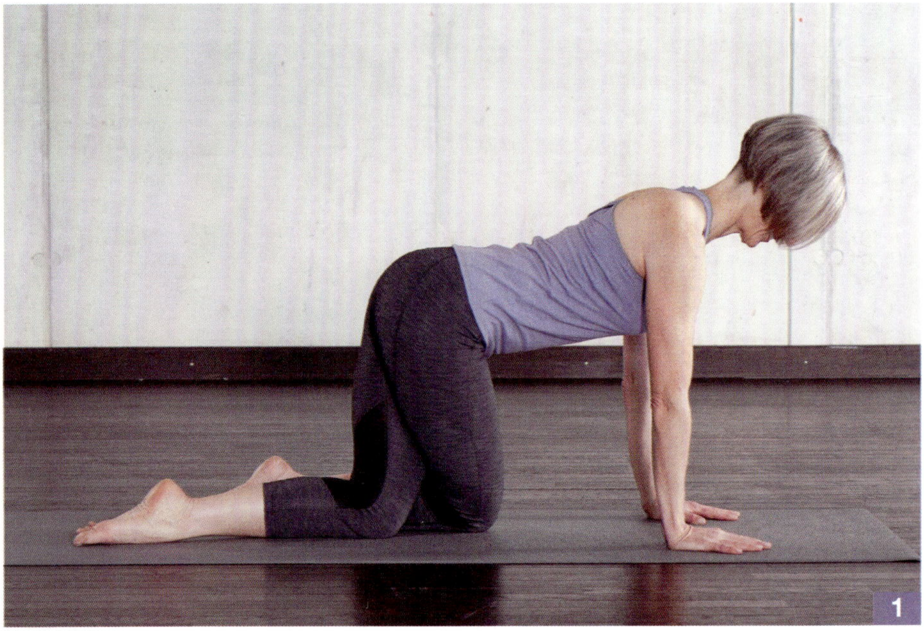

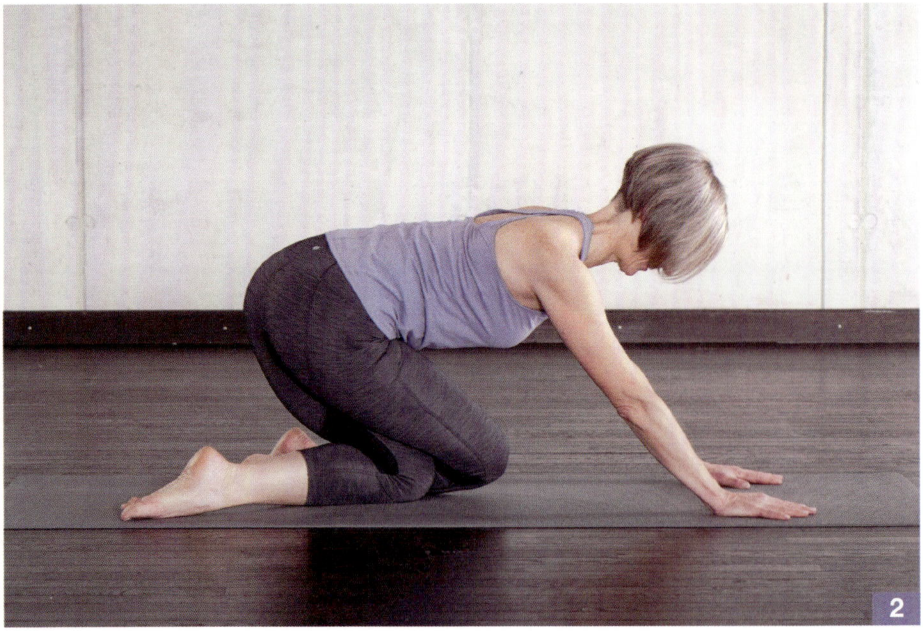

Vierfüßler Stand. Ein Bein kreuzt vor dem Knie. Nun bewege das Becken etwas vor und zurück. Pro Seite eine Minute lang.

Lockerungsübungen für das Iliosakralgelenk

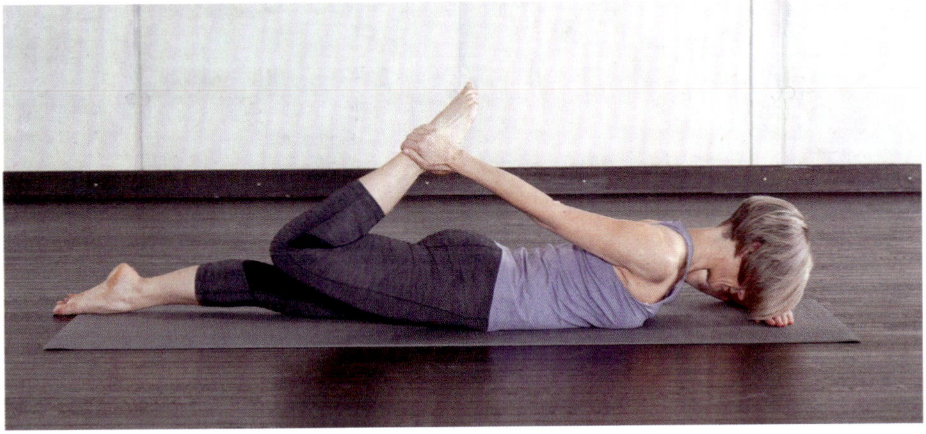

Dehnung Oberschenkelvorderseite.
Bauchlage. Fasse ein Bein am Fußgelenk und drücke den Fuß in die Hand. Denke dabei an die Bauchspannung! Pro Seite eine Minute lang halten.

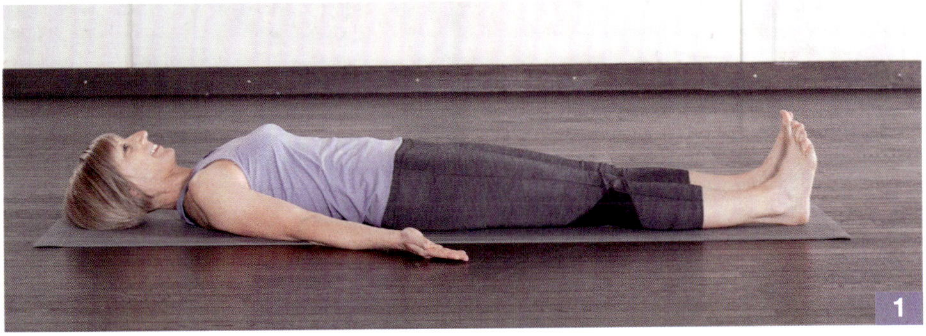

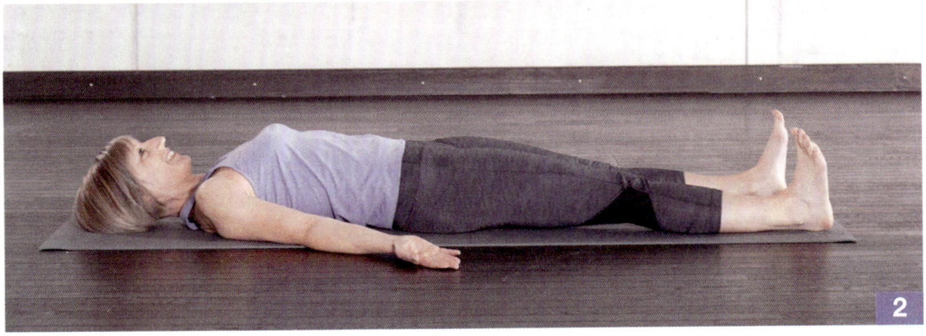

Rückenlage mit gestreckten Beinen. Ziehe die Fußspitzen an. Nun im Wechsel das rechte und linke Bein verlängern. Mal die Beine etwas breiter, mal etwas schmäler ablegen.

Beckenboden

Der Beckenboden besteht aus drei Muskelschichten, die fächerartig übereinander gelagert sind:

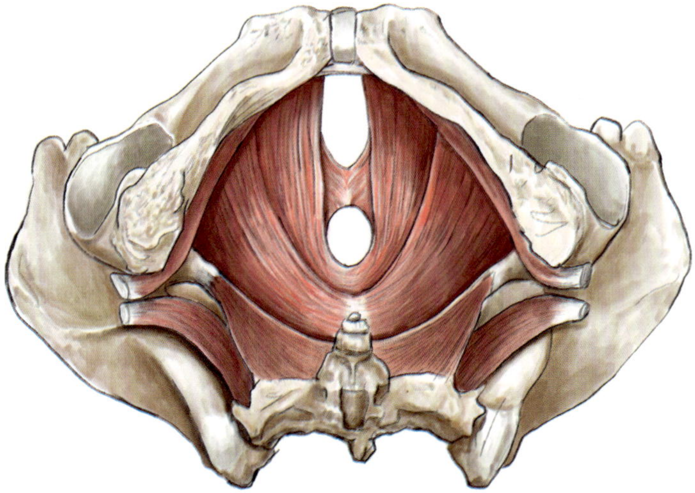

Innere Schicht: Hierbei handelt es sich um eine fächerförmige Muskelplatte mit drei nebeneinander verlaufenden Muskelschlingen. Funktion: Halt der Organe.

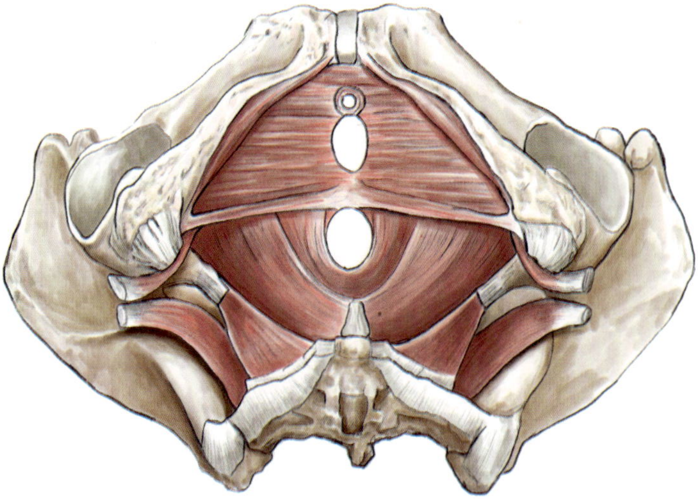

Mittlere Schicht: Sie besteht aus einer querverlaufenden Muskelplatte, die zwischen den Sitzbeinhöckern und den Schambeinästen bis zum Schambein verläuft. Funktion: Stabilisierung des Rumpfes.

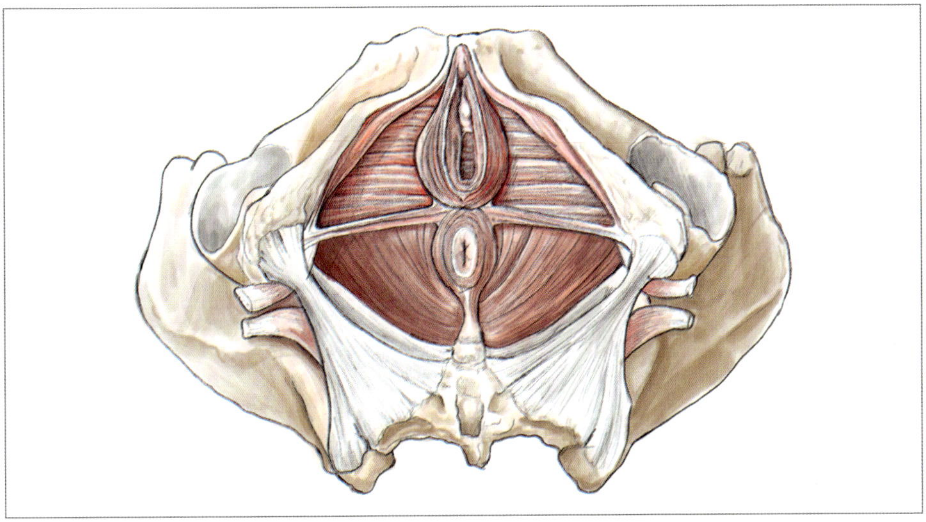

Äußere Schicht: Der Afterschließmuskel, das Muskelhaltekreuz und der U-Muskel verlaufen vom Schambein unter den Schamlippen entlang, an der Klitoris, der Harnröhrenöffnung und der Vaginalöffnung vorbei, wechselt beim Damm die Seite und verläuft denselben Weg wieder zum Schambein.
Funktion: Verschließen und Öffnen der Körperöffnungen.

Zur Veranschaulichung dient uns hier der Aufbau eines weiblichen Beckenbodens. Die Unterschiede zum Beckenboden eines Mannes sind Folgende:

- Durch die anatomische Form des Beckens muss der Beckenboden eine größere Strecke überbrücken als bei Männern
- Bei einer Frau hat der Beckenboden drei Öffnungen (Harnröhre, Vagina, Anus), bei einem Mann nur zwei (Harnröhre, Anus).

Die Gründe, warum Frauen häufiger von einer Beckenbodenschwäche betroffen sind als Männer, sind zum einen das Gewicht des Kindes, welches in der Schwangerschaft auf dem Beckenboden lastet und die Überdehnung bei der vaginalen Geburt. Zum anderen die hormonellen Veränderungen in und nach den Wechseljahren.

Da der Beckenboden sozusagen den „Boden" unserer Rumpfstabilität darstellt, sollte er für unser RückenWohl sowohl von Frauen, als auch von Männern nicht vernachlässigt werden!

Der Beckenboden ist bei vielen Menschen eine vergessene Muskelgruppe. Vielleicht weil er *unsichtbar* ist und oft erst in den Fokus rückt, wenn etwas nicht stimmt (das kann sich zum Beispiel durch das Auftreten von fehlender Stabilität im Rumpf, Inkontinenz, Rückenschmerzen oder Bauchschmerzen bemerkbar machen).

Um die Muskulatur des Beckenbodens zu aktivieren, helfen dir folgende Übungsbeispiele:

- Stelle dir vor, du musst dringend auf die Toilette, jedoch ohne Anspannung des Gesäßmuskels.

- Stelle Dir vor, Du hast einen Katzenschwanz am Steißbein und jemand zieht den Schwanz in Richtung Himmel nach oben
- Sage das Wort „ichhhh".
- Schließe einen Reißverschluss einer engen Hose von ganz unten bis unter die Rippen

Durch das Ansteuern der tiefen Muskulatur durch Reize wird unsere Beckenbodenmuskulatur unwillkürlich aktiv.

„Der Einsatz der Beckenbodenmuskulatur bewirkt eine Verkettung von folgenden Muskelgruppen: die tiefen Stabilisatoren, der tiefe quere Bauchmuskel, tiefe Fasern des Rückenstreckers, die Adduktoren an der Oberschenkelinnenseite, die ischiokrurale Muskulatur an der Rückseite der Oberschenkel, der M. piriformis als Außenrotator, der Hüftbeuger, das Zwerchfell, Fixatoren des Schultergürtels, die Hals- und Kaumuskulatur." (Häfelinger, 1999, S. 26).

Dazu eine kurze Wahrnehmungsübung:

Stelle dich auf ein Bein.

Nun bewege einige Male nur die Augen von rechts nach links und wieder zurück, als wolltest du einem vorbeifahrenden Auto hinterher sehen.

Falls du jetzt noch nicht ins Wackeln kommst, bewege deinen Kopf zügig von der einen zur anderen Seite und wieder zurück.

Immer noch kein Wackeln?

Dann schließe kurz deine Augen!
Oder lasse dich von einer Person mit leichten Schupps-Bewegungen aus dem Gleichgewicht bringen.

Denke dann auch daran, diese Übung auf deinem anderen Bein stehend durchzuführen!

Im Anschluss stehst du bestimmt verwurzelter auf dem Boden, oder?

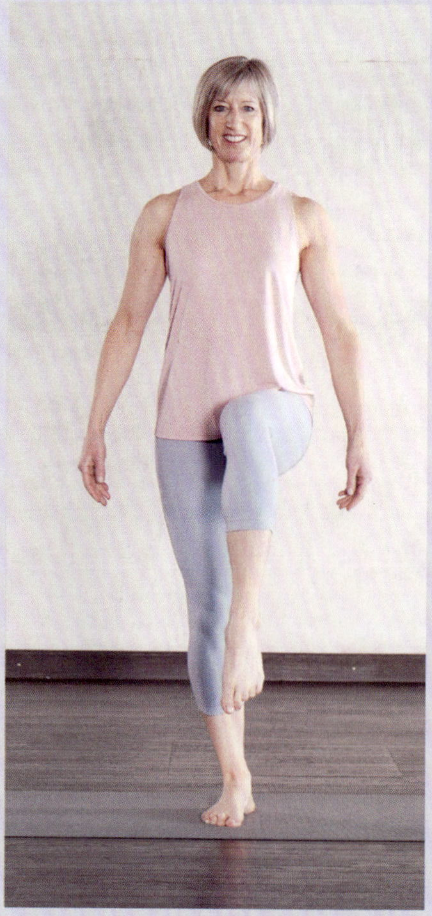

Oberer Rücken

Brustwirbelsäule

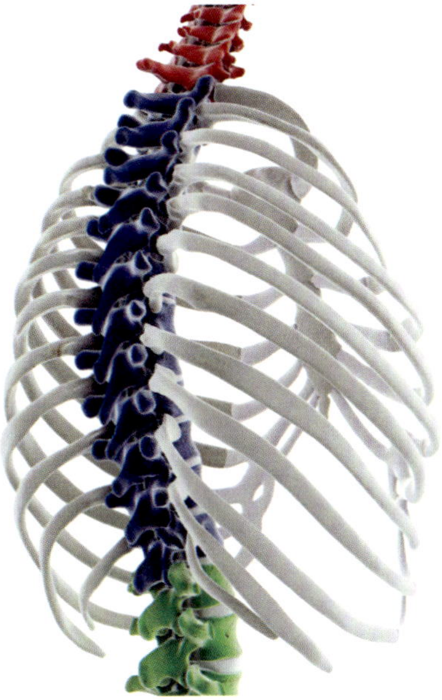

Die Brustwirbelsäule ist mit ihren zwölf Wirbeln der längste Abschnitt der Wirbelsäule. Sie ist wichtig für die Beweglichkeit und schützt zusammen mit den Rippen die Organe des Brustraumes. Jeder Wirbel trägt eine Rippe auf jeder Seite. Für unser *RückenWohl* ist eine bewegliche Brustwirbelsäule sehr wichtig. Sind die intercostale Muskulatur und die Faszien zwischen den Rippen jedoch zu fest (z.B. durch einseitige Haltung/Bewegung), dann fällt uns auch eine Bewegung der Brustwirbelsäule sehr schwer!

‹ Die Brustwirbelsäule (hier blau gekennzeichnet).

Übungen zum Öffnen der Rippenzwischenräume

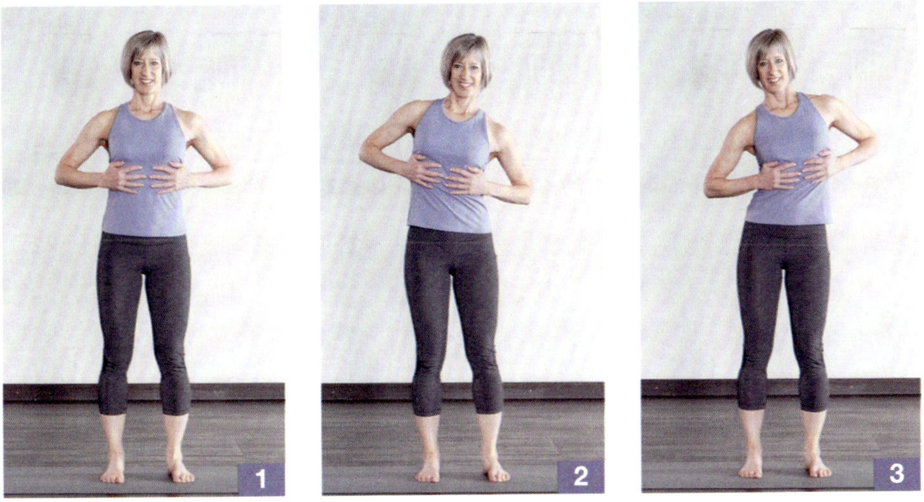

Beide Hände fassen die Rippenbögen. Bewege nun den Brustkorb in einer liegenden 8.

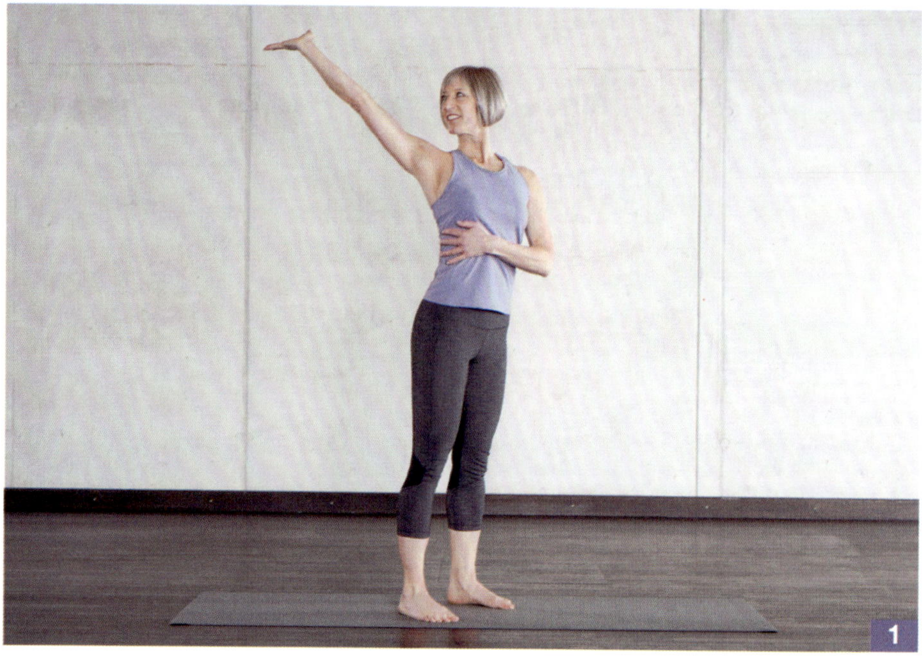

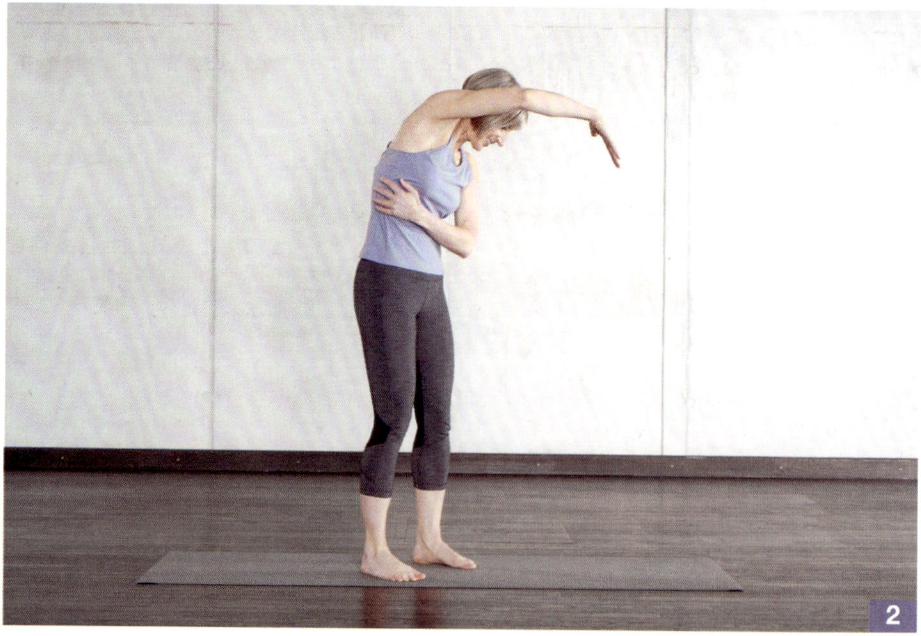

Eine Hand fasst an die gegenüberliegenden Rippenbögen. Strecke den anderen Arm nach oben und lege ihn ausatmend über einen gedachten Ball. Mit dem Einatmen bewege den Arm nach hinten oben. Probiere dabei mit jeder Wiederholung verschiedene Richtungen aus!

Zwerchfell/Atmung

Das Zwerchfell ist neben dem Herzmuskel unser wichtigster Muskel, wird jedoch selten trainiert!
Dieser kuppelförmige Muskel ist unser wichtigster Atemmuskel, der einerseits stark sein sollte, andererseits aber auch elastisch!

Funktionen:

- Durch die Kontraktion des Zwerchfells entsteht ein Unterdruck, die Luft wird in die Lungen eingesogen.
- Durch die Bewegung des Zwerchfells werden die Bauchorgane mobil gehalten, was besonders wichtig für die Verdauung ist.
- Das Zwerchfell trägt zur Rumpfstabilität bei.
- Die Atmung ist die einfachste Möglichkeit unser autonomes (unwillkürliche Kontrolle) Nervensystem zu beeinflussen.
- Eine verbesserte Atmung beeinflusst die Mobilität.

Ist das Zwerchfell verspannt, kann es unser *RückenWohl* stören. Kopfschmerzen, Gleichgewichtsstörungen, Nackenschmerzen, Rückenschmerzen, Atem- und Verdauungsprobleme können die Folge sein.

Kräftigung des Zwerchfells:

- Herzkreislauftraining
- Stakkato Atmung: Atme durch die Nase ein und durch den Mund aus, als ob du Kerzen auf einer Geburtstagstorte auspusten würdest. Wiederhole diese Übung bis du ungefähr 50 Kerzen ausgepustet hast!

Entspannung des Zwerchfells:

- Atemübungen: 3610 – Zähle bis 3 und atme durch die Nase ein, zähle bis 6 und atme durch die Nase oder den Mund wieder aus. Wiederhole diese Atmung ungefähr 10 Minuten lang.
- Rückenlage. Stelle die Beine auf und hebe das Becken in die Brücke. Halte diese Position und atme tief in den Bauch ein und wieder aus (siehe Abb. unten).
- Folgende Übung kannst du im Stehen, Sitzen oder Liegen ausführen: Lege deine Hände oberhalb des Bauchnabels locker übereinander. Atme ein bis zwei Minuten entspannt ein und aus. Spüre den Atem! Nun mit einem sanften „P“ ausatmen. Die Stärke des „P“s langsam steigern. Spüre wie sich die Bauchatmung vertieft und das Zwerchfell entspannt.

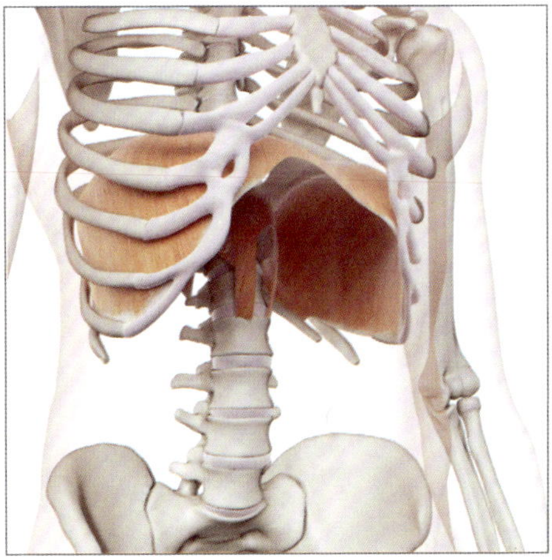

Das Zwerchfell.

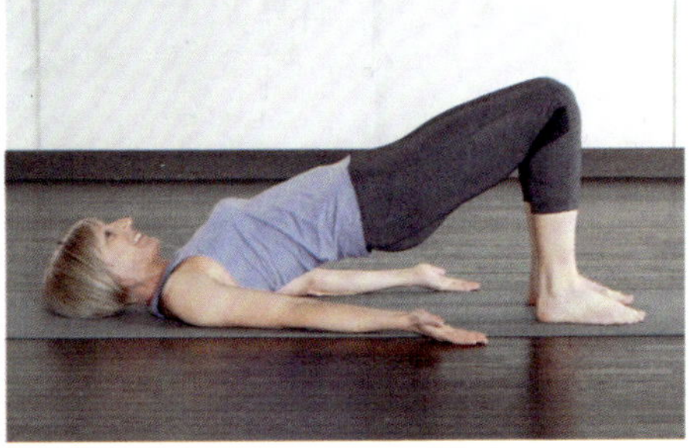

Entspannungsübung in Rückenlage

Halswirbelsäule/Nacken

Die Halswirbelsäule ist der beweglichste Teil der Wirbelsäule. Sie setzt sich aus sieben Halswirbeln zusammen. Die wichtigste Funktion ist die Bewegung und Stabilität des Schädels (mit seinen durchschnittlich fünf Kilogramm kein Leichtgewicht).

Um den Kopf tragen zu können, ohne die Muskulatur und die Faszien zu verspannen, ist unsere aufrechte Haltung wichtig!

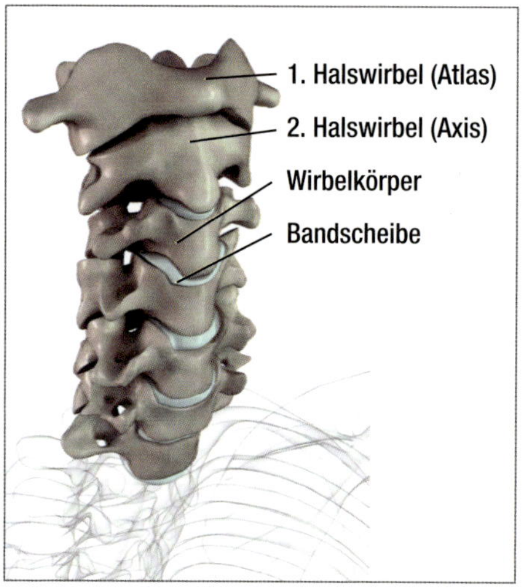

Die Halswirbelsäule.

Wie halte ich den Kopf in der richtigen Position?

- Richte dein Brustbein auf, dein Blick im Horizont, das heißt ganz leicht nach unten abfallend, dann ist deine Kopf-Position richtig.
- Die Krone des Kopfes zieht in Richtung Himmel
- Vorsicht mit Aussagen wie „leichtes Doppelkinn". Beobachte dich, ob deine Halsmuskulatur verspannt ist!

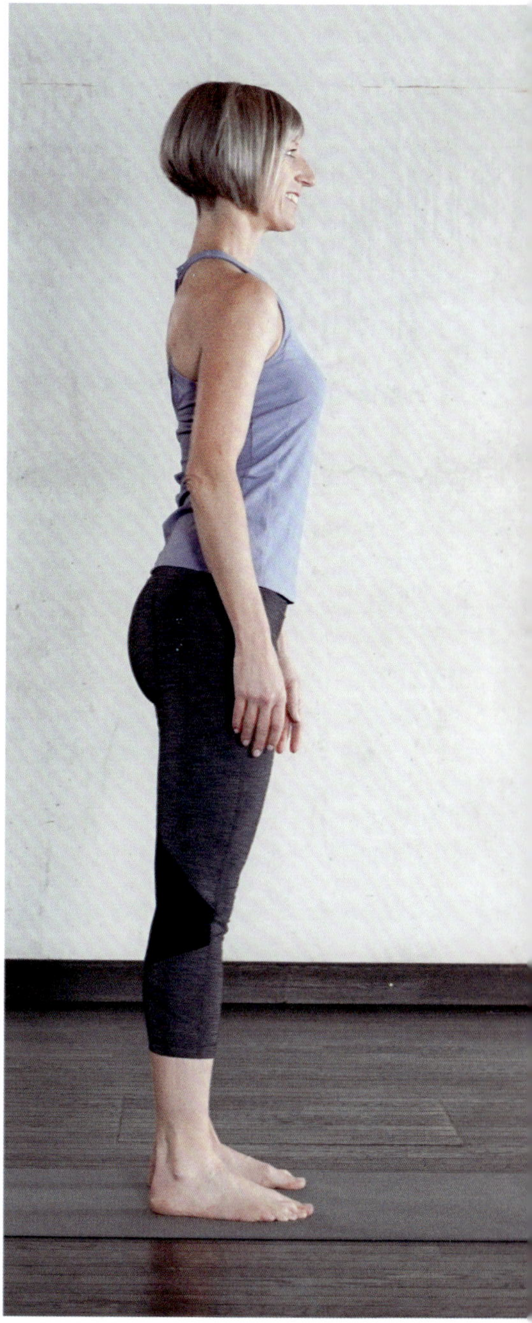

Um die Halswirbelsäule nicht zu überlasten, sollte auch die Brustwirbelsäule beweglich genug sein und der Kopf axial getragen werden.

Schultergürtel

Der Schultergürtel macht seinem Namen alle Ehre, wie ein Gürtel legen sich die Knochen um die Schulterpartie.
Er verbindet die Arme mit dem Rumpf. Zu seinen Knochen zählen das Schlüsselbein, das Schulterblatt und das Rabenbein.

Der Schultergürtel gewährleistet die Stabilität zwischen Rumpf und Armen. Er hält auch die Schultern gelenkig.

Ist der Schultergürtel zu wenig beweglich, kann es zu Verspannungen beziehungsweise Schmerzen im Nacken oder in der Lendenwirbelsäule kommen.

Eine optimale Position der Schultern besteht, wenn sie mittig am Oberkörper platziert sind.

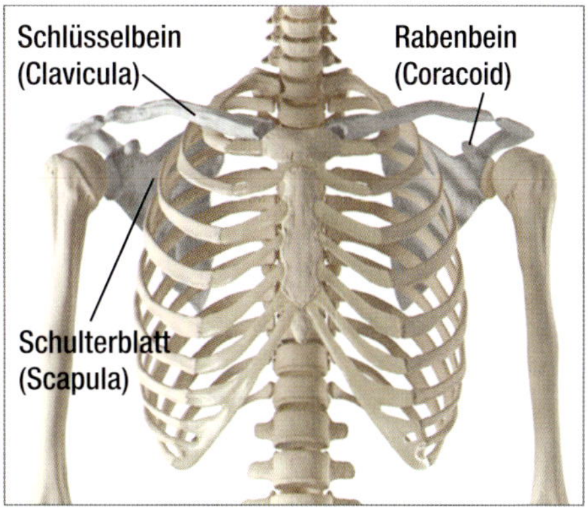

Der Schultergürtel.

Drei sehr häufige Fehlhaltungen:
- die Schultern sind hochgezogen, der Trapezmuskel verkürzt
- die Schultern fallen nach vorne, die Brustmuskulatur ist verkürzt
- die Schultern sind zurückgezogen, zwischen den Schulterblättern entsteht zu viel Spannung

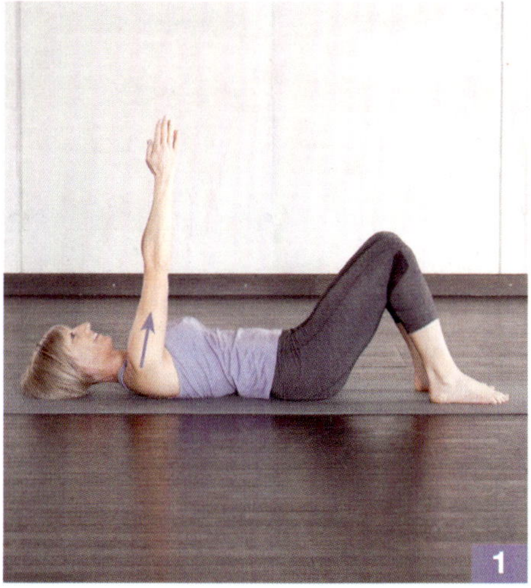

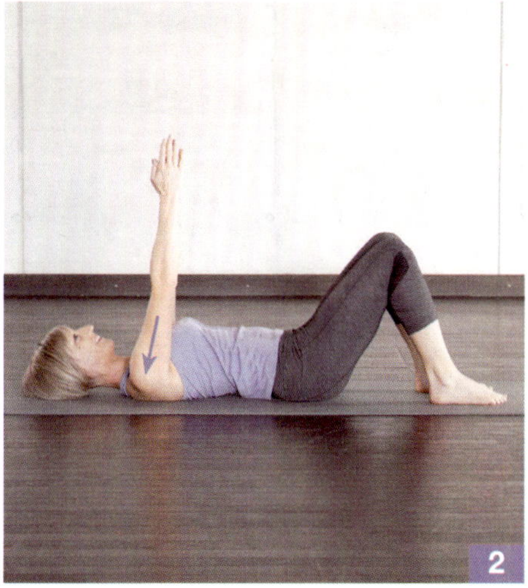

TEST: Rückenlage mit aufgestellten Beinen. Schließe beide Hände mit gestreckten Armen über dem Brustbein. Ziehe nun die Schultern in Richtung Decke hoch und senke sie langsam wieder ab.
Der Abstand von den Schultern zum Boden verrät das Ausmaß des Rundrückens. Idealerweise ist die Schulter auf einer Linie mit Ohr, Rumpf und Hüfte.

Reflexive Stabilität

Wenn wir uns bewegen, erfolgt die Stabilität der Wirbelsäule reflexartig, unbewusst. Im Alltag haben wir keine Kapazität, willentlich unsere Core-Stabilität anzusteuern. Deshalb sollte diese posturale Core-Kontrolle auch reaktiv trainiert werden.
Dafür sind verschiedene Areale im Stammhirn zuständig, die über das visuelle, das vestibuläre und das propriozeptive System aktiviert werden. Trainieren wir diese Systeme nicht, verkümmert die reflexartige Stabilitätskontrolle. Im Alltag vermeiden wir es, diese zu aktivieren. Der Mensch ist von Natur aus bequem. Wir halten uns gerne fest, wenn es wackelig wird, wir fixieren einen festen Punkt, wenn wir aus der Balance kommen. Das schont natürlich unsere Energiereserven, auf Dauer verkümmert aber unsere reflexive Stabilität. Was zur Folge hat, dass unser *RückenWohl* gestört ist, die Stabilität fehlt! Deshalb sollte diese posturale Core-Kontrolle auch reaktiv trainiert werden.

Visuelles System

Das visuelle System aktiviert unter anderem den Tractus tectospinalis, eine Verbindung vom Stammhirn zur Hals- und Nackenmuskulatur für die reflexive Steuerung der Kopfhaltung.
Und eine instabile Kopfposition hat eine instabile Core Stabilisation zur Folge!

Wie können wir das visuelle System reizen?

- Folgebewegungen: Der Kopf bleibt stabil, die Augen verfolgen die Handbewegung, z.B. einer liegenden 8
- Blickstabilisierung: Bewegung im Raum, dabei fixieren die Augen einen Gegenstand
- Blicksprünge: Lesen einer Zeile, dann in die nächste Zeile springen.

Vestibuläres System

Das vestibuläre System aktiviert den Tractus vestibulospinalis und indirekt den Tractus reticulospinalis (Verbindungen vom Stammhirn zur Nacken- und Rumpfmuskulatur für die reflexive Ausrichtung des Körpers zur Schwerkraft).

Wie können wir das vestibuläre System reizen?

- schnelle Kopfdrehungen, da der Gleichgewichtssinn im Innenohr sitzt
- Körper-Drehungen ausführen

Propriozeptives System

Zum propriozeptiven System gehören die sensiblen Wahrnehmungsrezeptoren, wie Rezeptoren in den Gelenken, in den Muskeln und in den Sehnen.

Wie können wir das propriozeptive System reizen?

- Übungen mit geschlossenen Augen ausführen
- Gewichte in das Training mit einbeziehen

Was hat die Core-Stabilität mit unserer Mobilität zu tun?

Proximale Stabilität fördert distale Beweglichkeit, das heißt eine stabile Wirbelsäule beeinflusst die Beweglichkeit in den Extremitäten!

Die Wirbelsäule ist die Schutzhülle für unser Rückenmark.

Ist das Gehirn, also das Rückenmark, geschützt durch eine gute Core Stabilität (das Rückenmark ist die Verlängerung unseres Gehirns und verläuft im Wirbelkanal!), dann fühlen wir uns sicher, dann sind wir beweglicher, trauen uns mehr Bewegung im Raum zu!

Störungen in einem der Systeme (visuelles System, vestibuläres System oder propriozeptives System) können Schwächen in unserer Mobilität auslösen!

Veranschaulichen möchte ich diesen Zusammenhang von Stabilität und Mobilität an zwei einfachen Tests (diese und folgende Seite).

Direkt zum Video

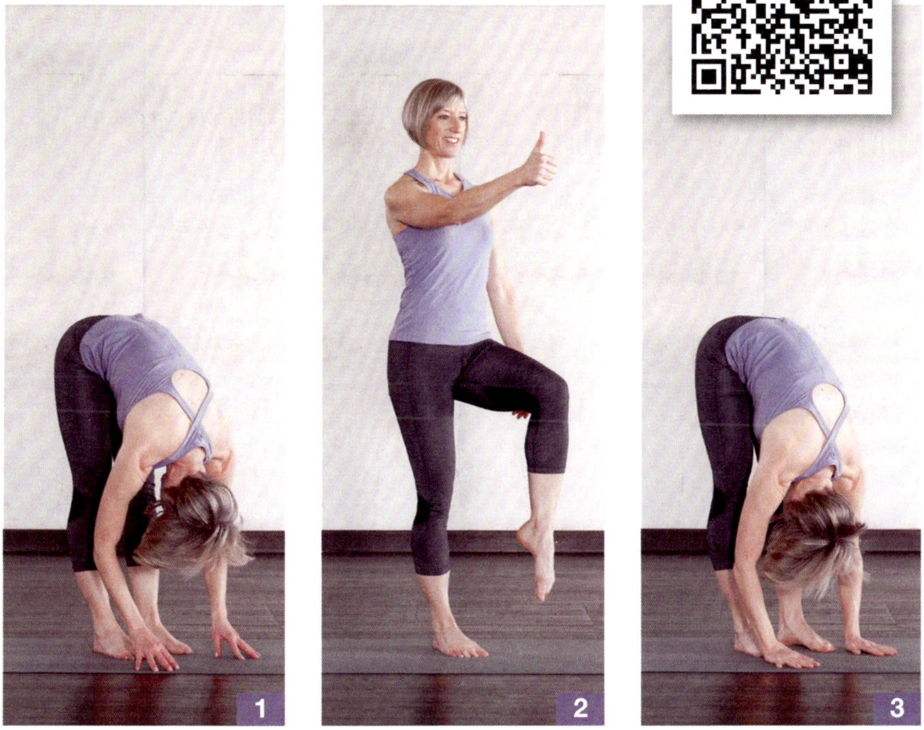

TEST 1: Vorbeuge beidbeinig, hüftbreit. Wie weit kommst du auf den Boden?
Berührst du den Boden gar nicht, berühren die Fingerspitzen den Boden, die flachen Hände? Nun komme in den Einbeinstand und zeichne mit dem Daumen einer Hand eine stehende 8.
Mit den Augen den Daumen verfolgen. Der Kopf bleibt dabei stabil! Diese Übung auf beiden Seiten ausführen, dann noch einmal in die Vorbeuge gehen. Kommst du weiter nach unten? Stabilität bringt Mobilität.
Je sicherer sich unser Gehirn, der schützenswerteste Teil des Körpers, fühlt, umso mobiler werden wir!

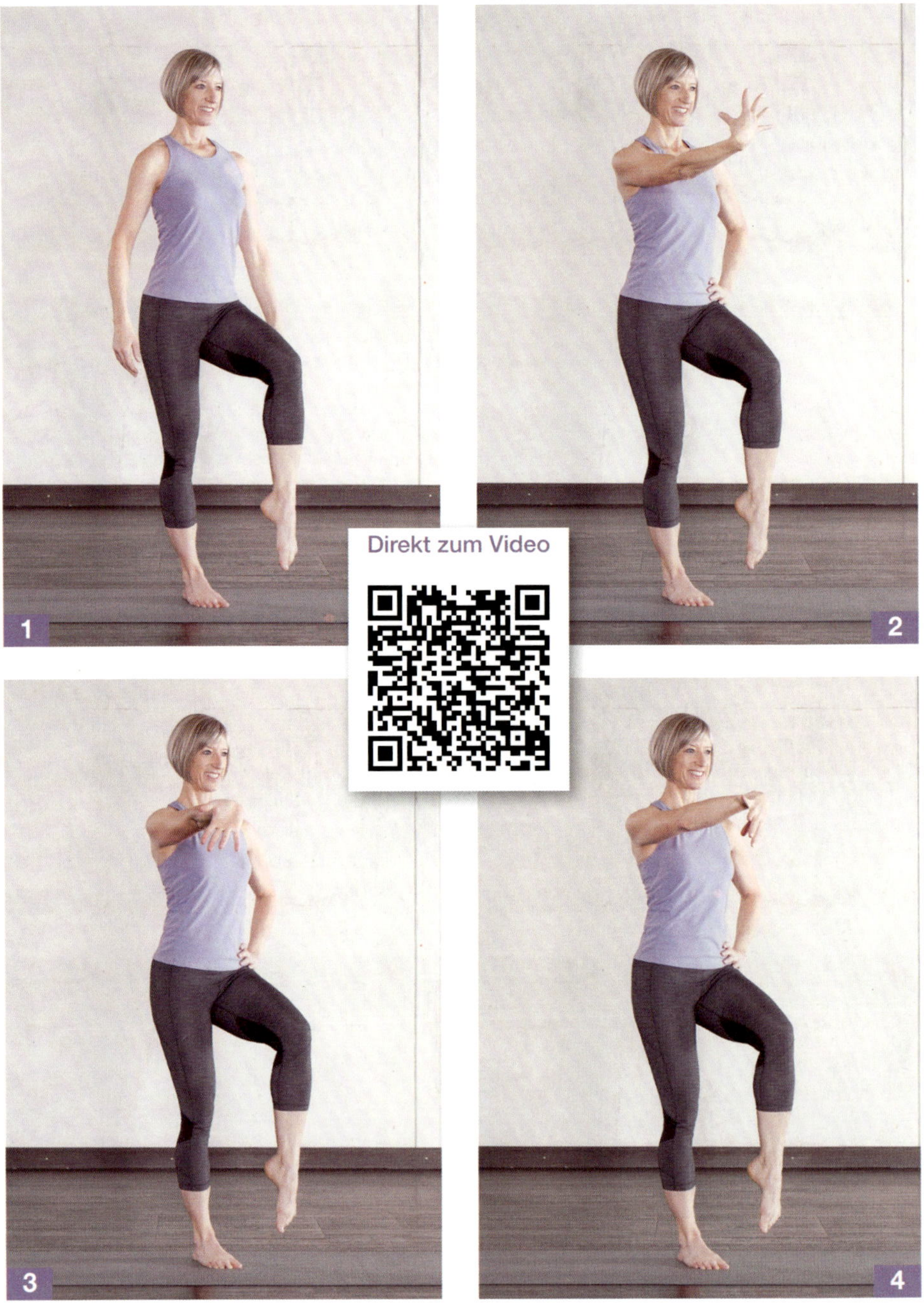

Direkt zum Video

TEST 2: Einbeinstand jeweils auf beiden Seiten: Welche Seite wackelt mehr?
Führe dann mit dem gegenüberliegenden Handgelenk eine 8 aus (die Finger öffnen und Klavier spielen).
Danach teste noch einmal, ob sich die Gleichgewichtsfähigkeit verändert hat!

Faszien

Faszien (Lateinisch „fascia“ = Band, Bündel) umhüllen und durchziehen unseren gesamten Körper wie ein dreidimensionales Netzwerk. Sie umhüllen unseren gesamten Körper, jeden Muskel, jeden Knochen, jedes Organ und alle Nerven wie ein Verpackungsmaterial. Je nach Bedarf und Funktion sind sie entweder hauchdünn oder dick und kräftig.

Faszien halten uns einerseits stabil und aufrecht, machen uns beweglich und elastisch, andererseits übertragen sie die Kraft von Muskel zu Muskel und kontrollieren somit unsere Bewegungen.

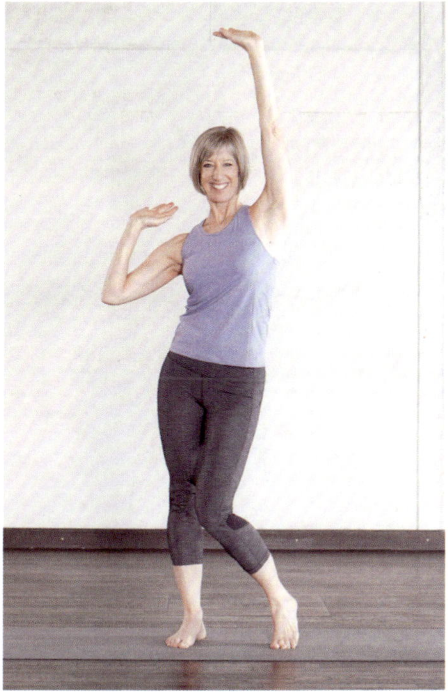

Zug: Dehnungen
Ziel der Stretching-Übungen ist eine Zunahme an Schnellkraft und eine Zunahme der Gewebestabilität. Das Stretching soll nicht eckig und kantig, sondern leicht und weich ausgeführt werden! Dehne in langen, myofaszialen Ketten, mit Winkelvariationen in verschiedenste Richtungen.

Wie ein Baum der sich ganz langsam an die Umweltgegebenheiten wie Wind, Schnee, Regen anpasst … so passt sich unser Körper langsam an die täglichen Anforderungen an. Der Baum sollte sich im Wind biegen und beugen können.

Wenn unser Fasziennetzwerk gesund ist, dann können wir uns auch biegen und beugen wie ein Baum im Wind! Faszien sollten elastisch, aber dennoch kräftig und reißfest sein!

Das Bindegewebe wächst mit seinen Aufgaben, kann sich aber auch zum Beispiel durch einseitige Belastung, Überbelastung, Bewegungsmangel, Alterungsprozesse, entzündliche Prozesse, Verletzungen, negativen Stress … zu unseren Ungunsten verändern. Es wird unelastisch und verklebt. Eine mögliche Folge von solchen Veränderungen sind Nackenverspannungen und Rückenschmerzen, denn Faszien sind unser größtes Sinnesorgan!

Faszien – unser größtes Sinnesorgan

Faszien, unser sogenannter 6. Sinn! Innerhalb der oberflächlichen Faszienschichten liegen sehr viele Mechanorezeptoren, die unser Gehirn mit Sinnesempfindungen versorgen.

Ein schönes Bild für diese Rezeptoren sind kleine Lämpchen, verteilt auf dem gesamten Körper. Wir würden dann aussehen wie ein Weihnachtsbaum mit kleinen Leuchten. Sind diese Rezeptoren inaktiv, fehlt uns an dieser sogenannten „blinden" Stelle die Körperwahrnehmung, die Lampen leuchten nicht! Zum Leuchten können sie gebracht werden durch *Zug*, *Druck* oder *Vibration*. Ein hell erleuchteter Weihnachtsbaum wäre dann ein Körper mit einer sehr guten Körperwahrnehmung, einem guten Körpergefühl.

Oft ist ein Rückenschmerz ein sogenannter „blinder Fleck". Diesen zu aktivieren, das heißt ihn zum Leuchten zu bringen, kann helfen das *RückenWohl* wiederherzustellen!

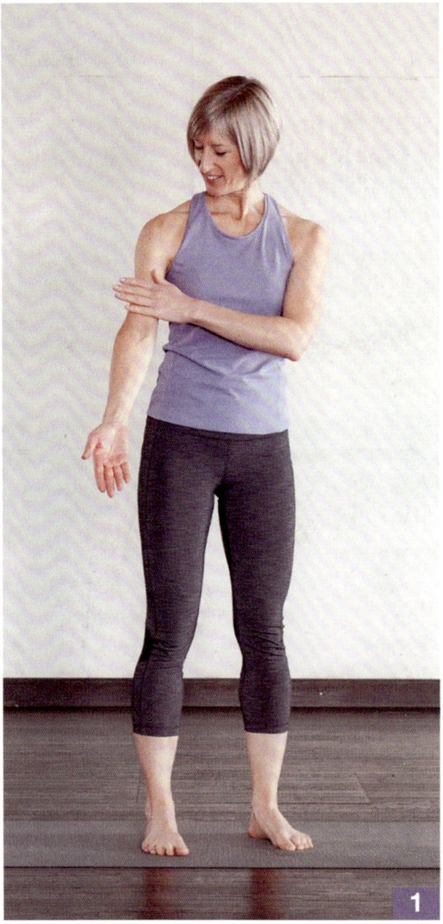

Druck: Abklatschen
Ziel des kurzzeitigen „Drucks" auf das Gewebe ist das Aktivieren der Rezeptoren innerhalb des Gewebes. Klopfe das Gewebe sanft mit der flachen Hand ab.

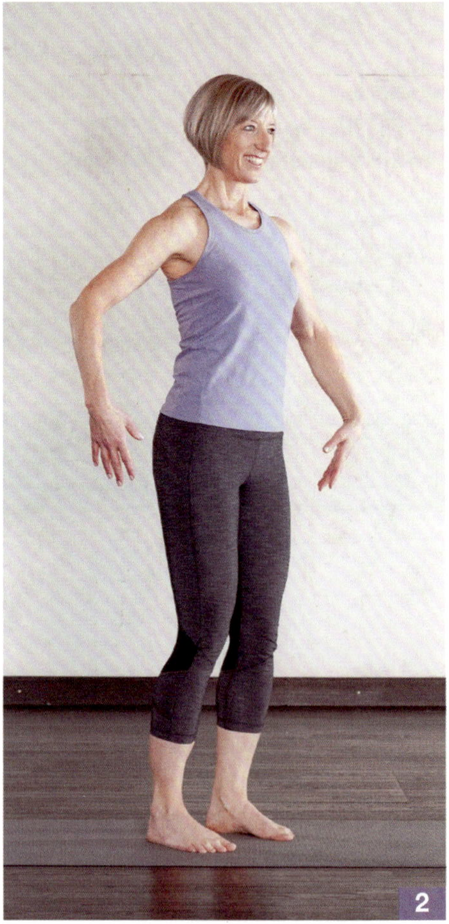

Vibration: Schüttelungen
Ziel der Schüttelungen ist ein Aktivieren der Rezeptoren innerhalb der Bindegewebsschichten. Rüttle und schüttle den ganzen Körper oder nur Partien des Körpers, wie z.B. einen Arm, mal langsam, mal schnell.

Arbeitsplatz

Fakt ist: Die Bildschirmzeit bei den meisten Büro Arbeitsplätzen beträgt sieben bis neun Stunden am Tag!
Viele arbeiten jedoch mittlerweile im Home-Office.

Die neu gewonnene Zeit, durch den Wegfall der Anfahrt, wird von vielen Menschen genutzt, um mehr Sport zu treiben. Was für Einige auf den ersten Blick ein Segen ist, birgt auch eine Reihe von Risiken.
Täglich gewohnte Bewegung fällt weg, wie zum Beispiel der Weg zu Fuß zur Bahn, die Anfahrt mit dem Rad zum Arbeitsplatz, das Treppensteigen zur U-Bahn oder zum Büro sowie der Gang zur Kantine, zum Drucker und viele weitere Bewegungswege.

Den Alltag möglichst bewegt gestalten ist ein wichtiger Baustein für unsere Gesundheit.
Ohne Bewegung ermüden wir schneller, die Konzentration lässt nach. Natürlich begünstigt wenig Bewegung auch Rückenschmerzen, Übergewicht, Herzkreislauf Beschwerden, Gelenk- oder Venenprobleme.

Um möglichst viel Bewegung in den Alltag zu integrieren, gibt es viele Möglichkeiten. Eine Vielzahl von Übungen kann ohne großes Equipment absolviert werden.

Zusätzlich zur reduzierten Bewegung, zur Bewegungseinschränkung kommen häufig ergonomische Probleme. Denn nur wenige Menschen können zuhause an einem Bildschirmarbeitsplatz arbeiten, der alle Anforderungen an ein gesundes, dynamisches Sitzen erfüllt.

Auch da gibt es einfache, schnelle Lösungen, um zum Bespiel die Stuhlhöhe zu optimieren oder den Stuhl *bewegt* zu gestalten.

Exkurs
Langes Sitzen wirkt sich nicht nur auf die Wirbelsäule mit all ihren Strukturen, wie Muskeln, Bandscheiben, Gelenke und Bändern aus, auch das Nervensystem wird wesentlich beansprucht. Periphere (körperferne) Nervenverläufe stellen das druckempfindlichste Gewebe im Körper dar.
In der Sitzfläche unseres Beckenbodens befindet sich ein ganzes Nervengeflecht, dem Plexus sacralis. Aus ihm geht der Plexus pudendus und der druckempfindliche Pudendusnerv, unser Schamnerv, hervor. Dabei handelt es sich um den wichtigsten Nerv des unteren Bauchraumes und des gesamten Beckens.
Der Pudendusnerv wird durch langes, bewegungsloses Sitzen einem so hohen Druck ausgesetzt, dass die empfindlichen Nervenzellen dem kaum gewachsen sind. Vorrangiges Ziel ist es also, aus der monotonen Gelenkbelastung herauszukommen und in ein bewegtes Sitzen mit vielen Variationen überzugehen. So wird gewährleistet, dass die druckempfindlichen Bandscheibenräume und der Schamnerv entlastet werden.
(Schnack, 2019, S. 9–18)

Vielleicht kannst du kleine Routinen entwickeln, die es dir erleichtern, etwas Bewegung mühelos in den Alltag zu integrieren.

Ich zeige dir einige bewegte Möglichkeiten für einen aktiven und gesunden Alltag.

Bevor wir uns bewegen, noch eine kleine Checkliste für deinen *RückenWohl*-Arbeitsplatz.

Arbeitsplatzbestimmung

Check-Liste:

1. Oberarm und Unterarm bilden einen rechten Winkel
2. Tastatur ohne Erhöhung mit Füßchen, um den Handgelenkswinkel zu verringern, um Gelenke, Sehnen und Bänder zu schonen
3. Tastatur ungefähr fünf bis zehn Zentimeter entfernt von der Tischkante
4. Verstellbare Lendenwirbelsäulen-Unterstützung in der Stuhllehne
5. Oberschenkel fallen leicht nach unten ab, um den Blutrückfluss in den Körperkreislauf zu gewährleisten
6. Zwischen Kniekehle und Stuhl zwei bis drei fingerbreit Platz behalten
7. Füße stehen flächig auf dem Boden
8. Die oberste Bildschirmzeile befindet sich unterhalb der Augenhöhe (gewährleistet einen langen Nacken)
9. Der Bildschirm steht ungefähr 50–80 Zentimeter entfernt von den Augen
10. Die Lichtquelle (Fenster) sollte seitlich, am besten links vom Sitzplatz sein

Optimal wäre ein regelmäßiger Wechsel zwischen einem Sitz- und Steh-Arbeitsplatz.

Übungskatalog

Bewege Dich jede Stunde mindestens zwei Minuten lang!
Für diese kurze Bewegungspause gebe ich dir im Folgenden einige Beispiele an die Hand.

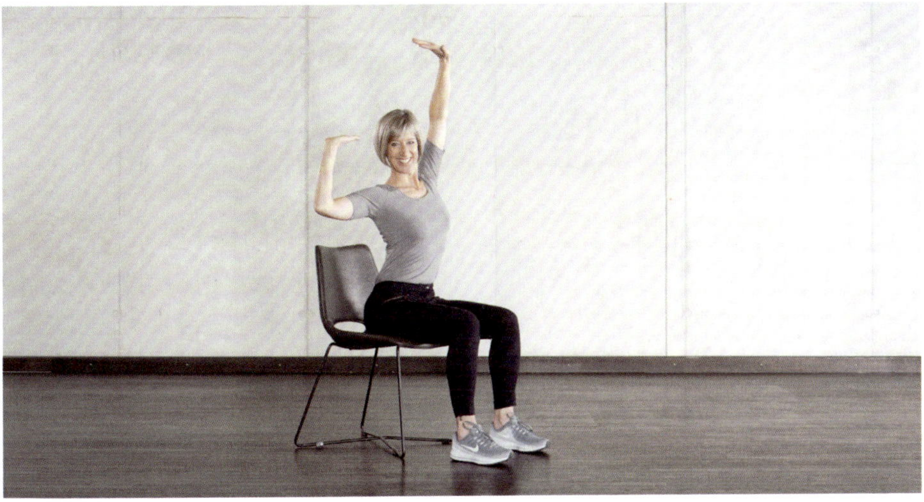

Strecken, Räkeln
Strecke die Handflächen oder den Handrücken zur Decke und räkle dich. Probiere dabei verschiedene Positionen aus.
Ziel: Durchblutung der Rumpfmuskulatur, Dehnung der Faszien.

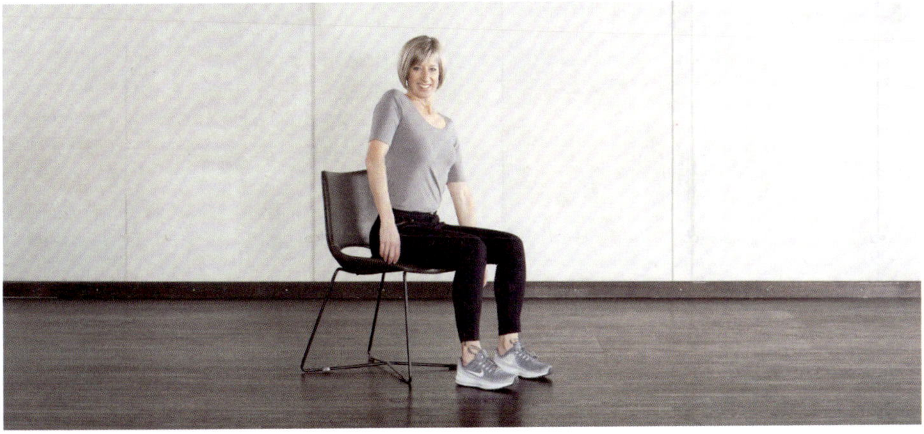

Schulterkreise
Kreise im Wechsel die rechte und linke Schulter nach hinten.
Ziel: Mobilisation der Schultergelenke, des Schultergürtels.

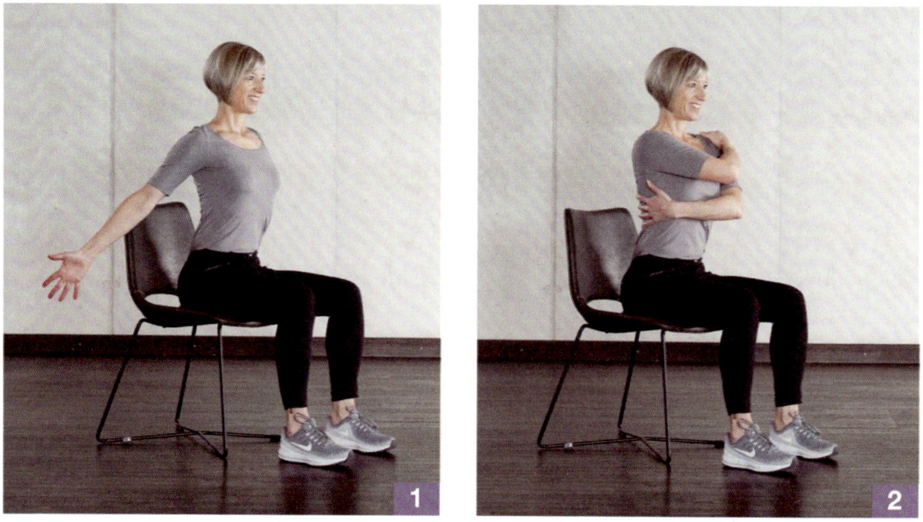

Umarmung

Öffne und schließe die Arme um deinen Körper. Klatsche dabei einmal rechts oben auf die Schulter, beim nächsten Mal links. Der andere Arm umarmt die Rippenbögen.

Ziel: Mobilisation der Schultergelenke.

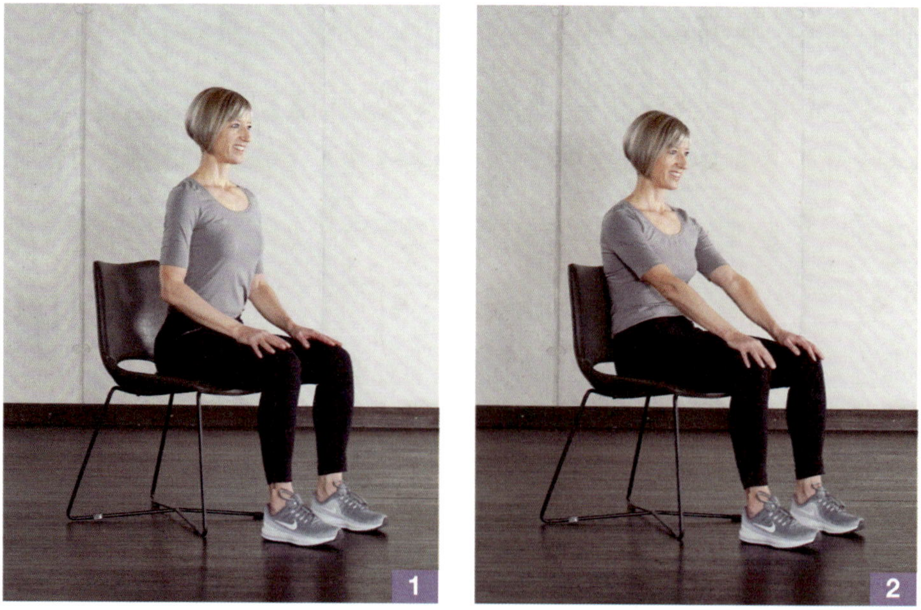

Beckenkippung

Aufrechter Sitz. Kippe den unteren Rücken nach hinten ab und richte dich dann wieder auf.

Ziel: Mobilisation der Lendenwirbelsäule.

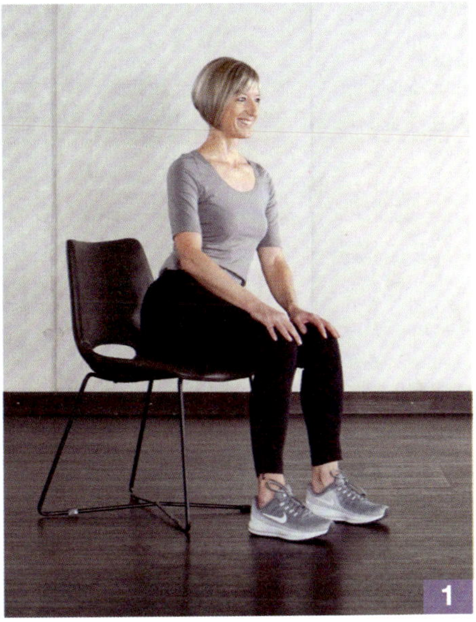

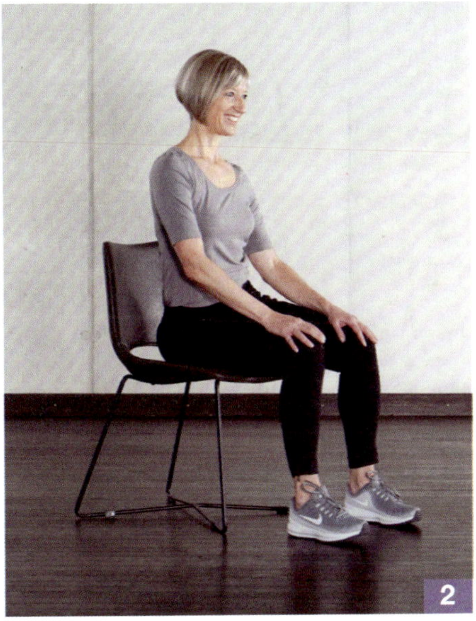

Beckenschaukel
Hebe und senke das Becken rechts und links.
Ziel: Mobilisation der Lendenwirbelsäule.

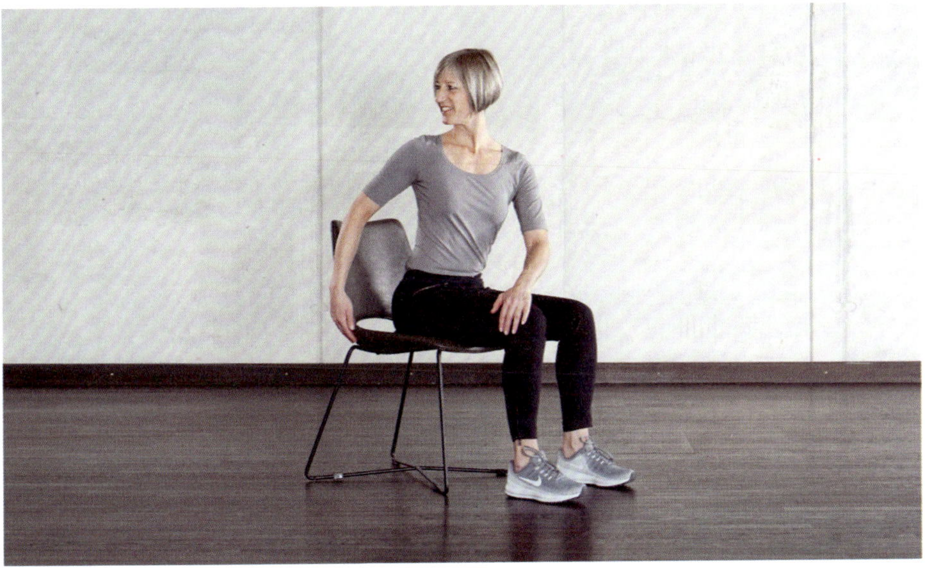

Rotation
Drehe den Oberkörper nach rechts und links. Bleibe dabei lang in der Wirbelsäule!
Ziel: Mobilisation der Brustwirbelsäule.

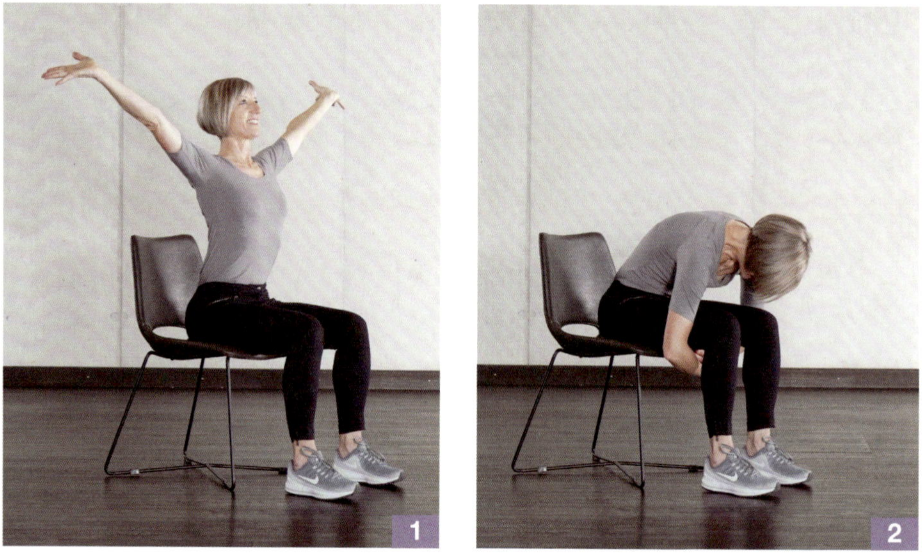

Sonne begrüßen

Hebe das Brustbein und öffne dabei die Arme weit nach oben. Greife anschließend mit den Armen unter den Oberschenkeln durch und runde dabei deine Wirbelsäule.

Ziel: Mobilisation der Wirbelsäule.

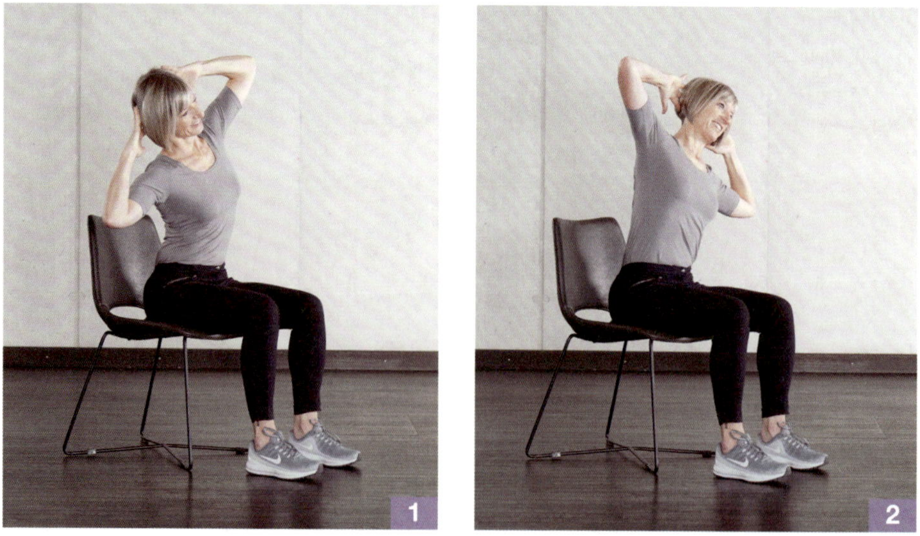

Seitneigung

Stütze beide Hände am Kopf ab. Neige den Oberkörper nach rechts und links. Führe die Bewegung langsam und kontrolliert aus.

Ziel: Kräftigung der seitlichen Rumpfmuskulatur.

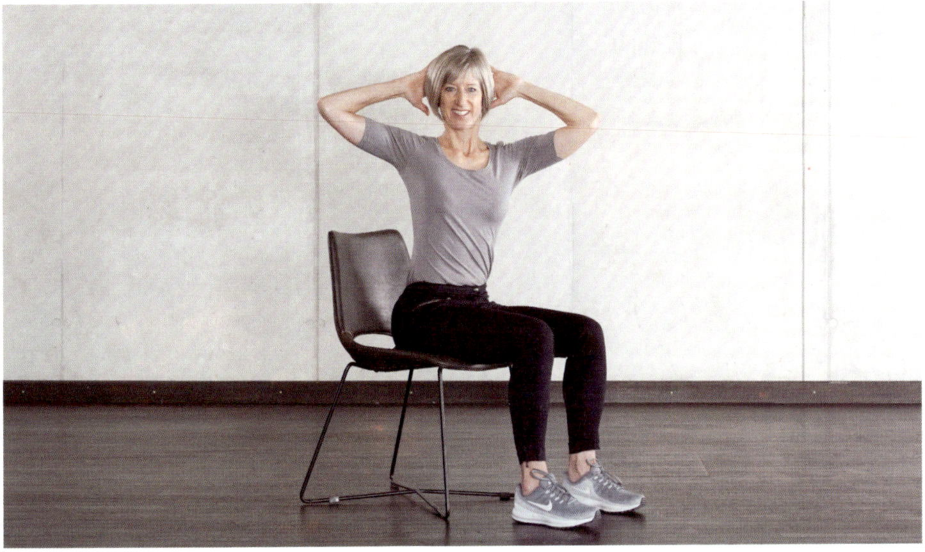

Rotation

Stütze beide Hände am Kopf ab. Rotiere den Oberkörper nach rechts und links. Halte die Länge in der Wirbelsäule!

Ziel: Kräftigung der Bauch- und Rückenmuskulatur, Mobilisation der Brustwirbelsäule.

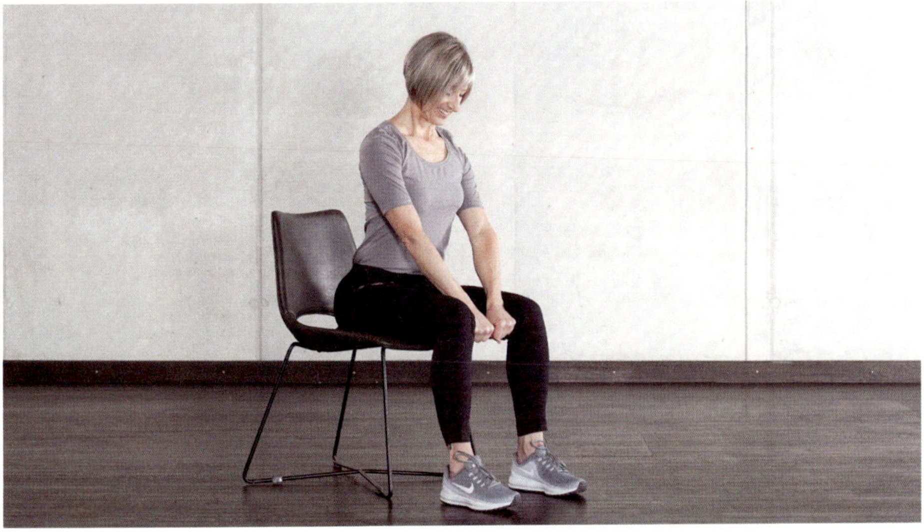

Druck Innenseiten

Lege beide Fäuste zwischen die Oberschenkel und beuge den Rücken gerade nach vorne. Mit der Ausatmung übe mit den Knien Druck auf die Fäuste aus, einatmend wieder lösen.

Ziel: Kräftigung des Beckenbodens, der Oberschenkelinnenseiten.

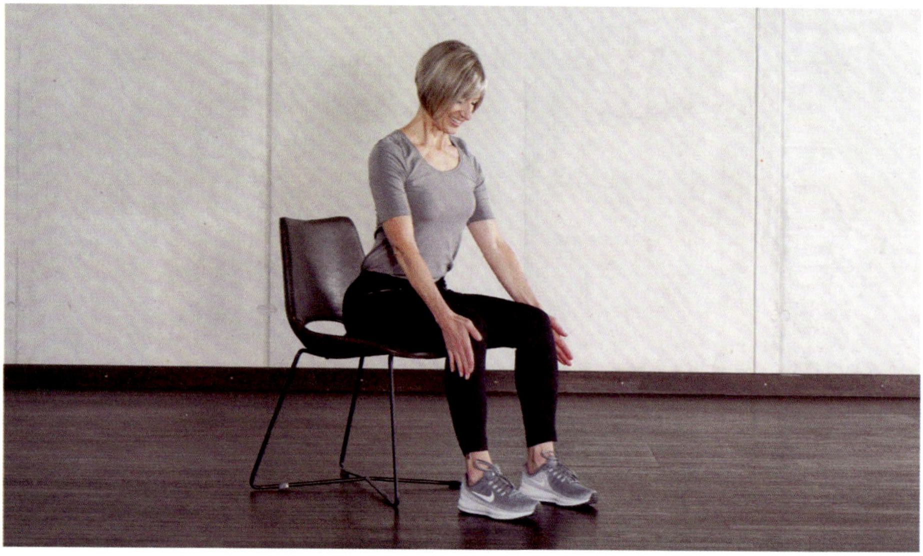

Druck Außenseiten

Lege beide Handballen von außen an die Knie. Beuge den Rücken gerade nach vorne. Übe nun ausatmend Druck mit den Knien gegen die Hände aus, löse mit der Einatmung.

Ziel: Kräftigung des Beckenbodens, der Oberschenkelaußenseiten.

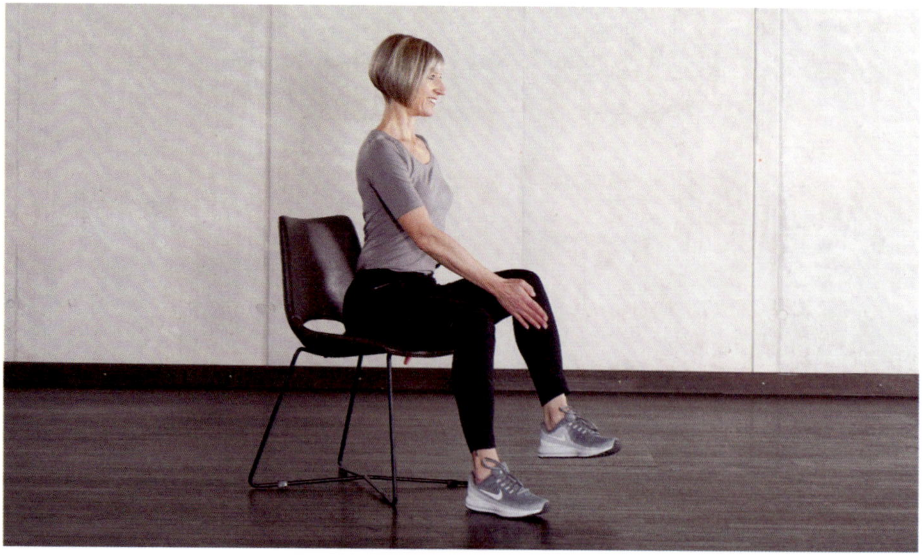

Diagonaler Druck

Hebe ein Bein an und drücke mit der gegenüberliegenden Hand von innen an den Oberschenkel. Halte einige Atemzüge, dann wechsel die Seite. Halte den Rücken gerade.

Ziel: Kräftigung der schrägen Bauchmuskulatur.

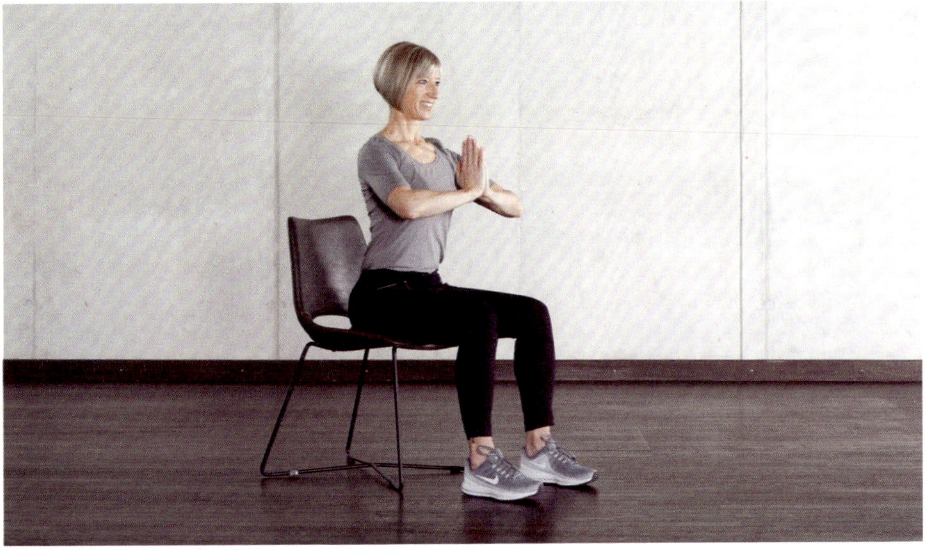

Rüttelung

Schließe die Hände vor dem Körper und rüttel in schnellen Bewegungen nach rechts und links. Den Rücken gerade halten!

Ziel: Kräftigung der Rumpfstabilisatoren.

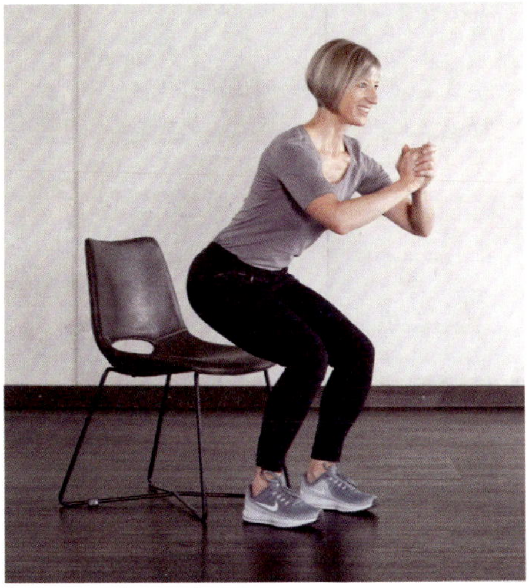

Schwebe

Lass das Gesäß einige Zentimeter über dem Sitz schweben. Halte diese Position für einige Sekunden. Den Rücken gerade halten!

Ziel: Kräftigung der Bein- und Gesäßmuskulatur.

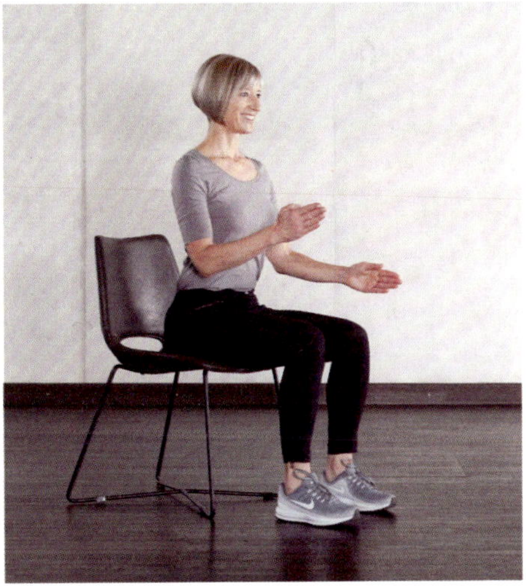

Hacken

Führe kleine schnelle Hackbewegungen mit den Unterarmen aus.

Ziel: Aktivierung der tiefen Rumpfmuskulatur.

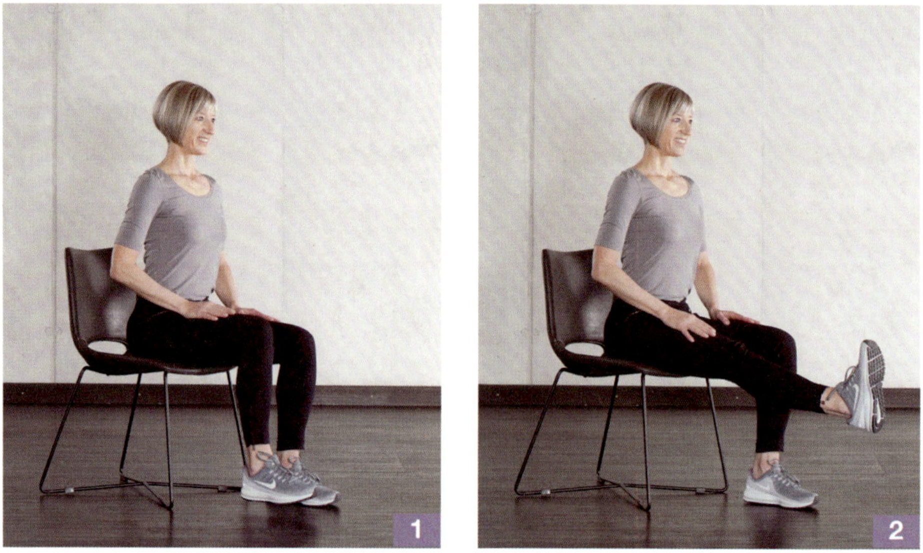

Vorschub

Schiebe den rechten und linken Unterschenkel im Wechsel mit der Ferse nach vorne.

Ziel: Aktivierung der Venenpumpe, Kräftigung der Oberschenkelmuskulatur.

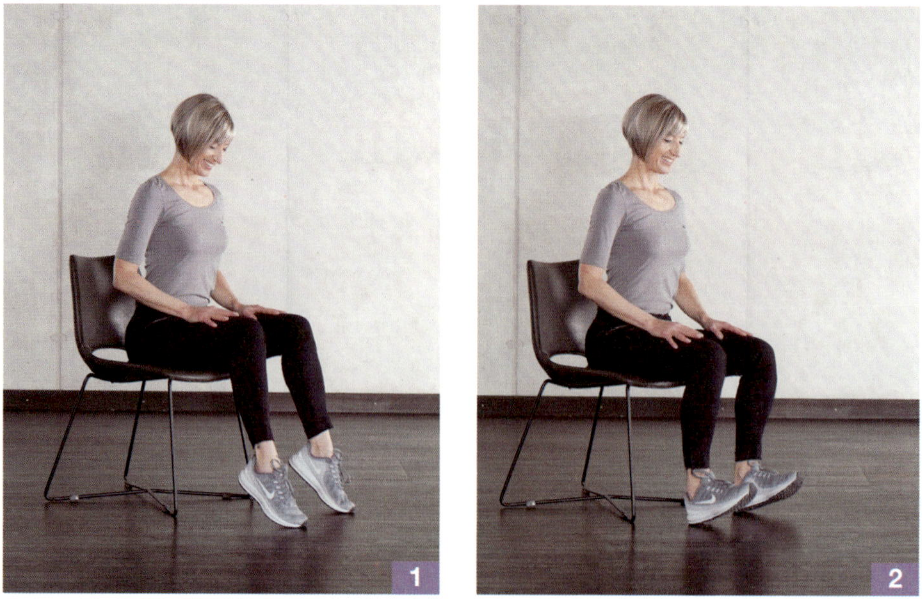

Fußwippe

Hebe und senke gleichzeitig beide Fußspitzen, dann die Fersen.

Ziel: Aktivierung der Waden, der sogenannten Venenpumpen.

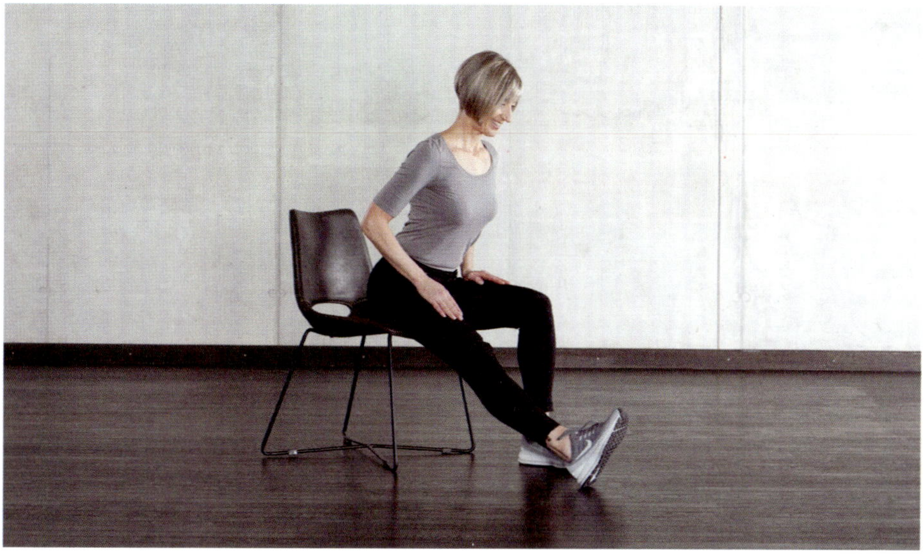

Vorbeuge

Strecke ein Bein nach vorne aus und ziehe die Fußspitze an. Halte das Knie dabei gestreckt, den Rücken gerade nach vorne geneigt!

Ziel: Dehnung der Wadenmuskulatur, der Oberschenkelrückseite.

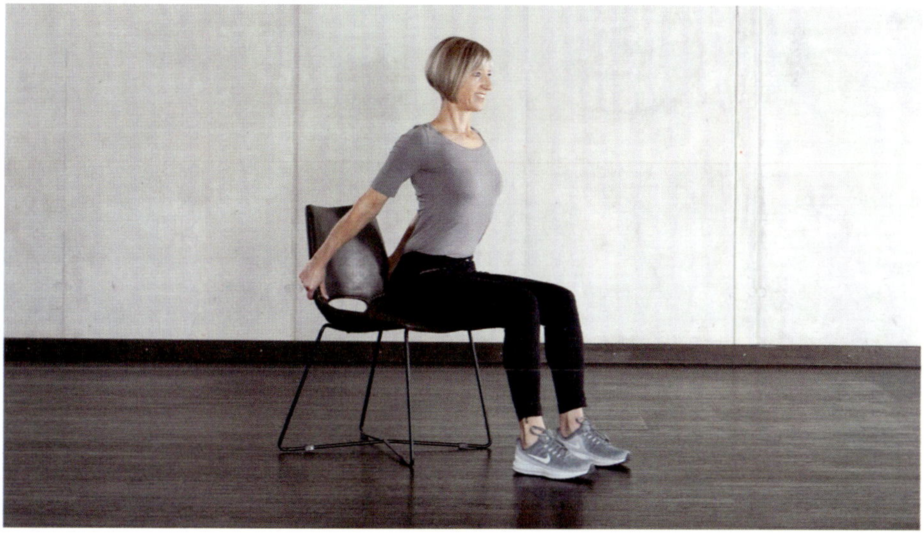

Brustöffner

Setz dich auf die vordere Hälfte des Stuhles. Nun greife die Stuhllehne und schiebe das Brustbein nach vorne.

Ziel: Dehnung der Brustmuskulatur.

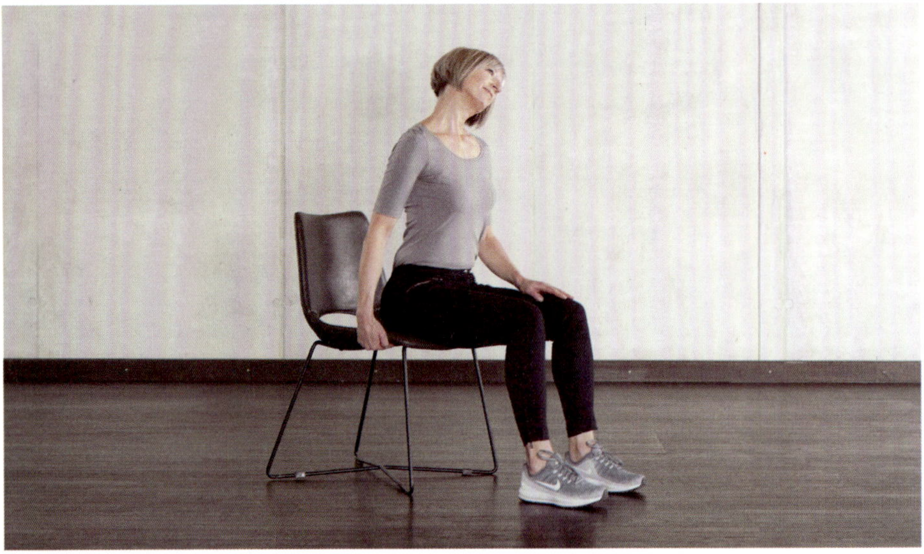

Nackenentspannung

Greife mit einer Hand die Sitzfläche, neige den Kopf zur anderen Seite.

Ziel: Dehnung der Nackenmuskulatur.

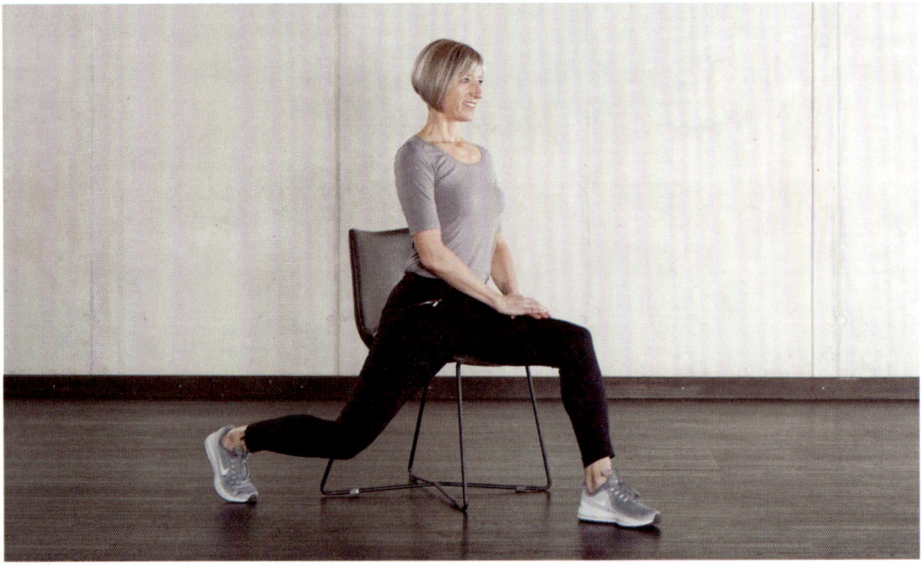

Ausfallschritt

Setze dich an den äußeren Rand des Stuhles. Stelle ein Bein so weit wie möglich nach hinten. Halte dabei den Oberkörper aufgerichtet und spanne das Gesäß an.

Ziel: Dehnung der Oberschenkelvorderseite und der Hüftbeugemuskulatur.

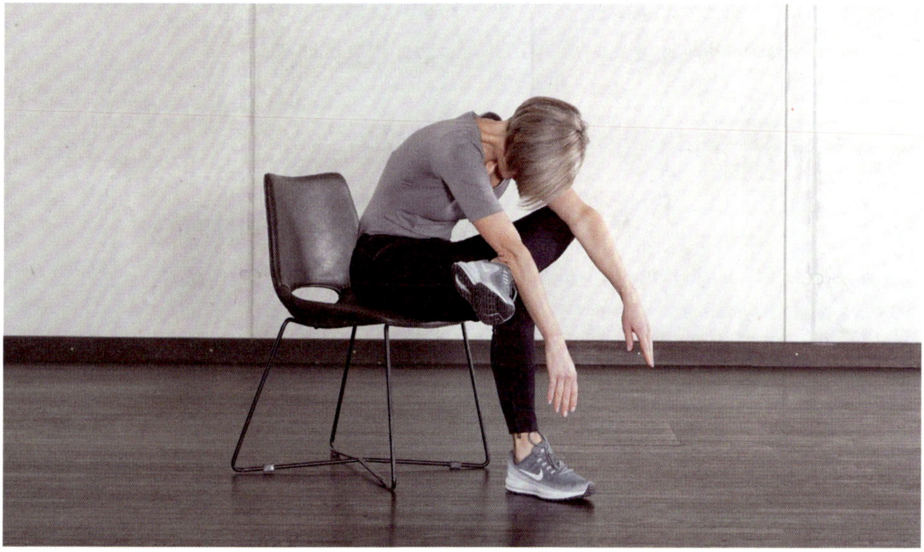

Vorbeuge

Kreuze ein Bein über den Oberschenkel des anderen aufgestellten Beines. Lasse dann den Oberkörper nach vorne locker hängen.
Ziel: Mobilisation des Hüftgelenkes, Dehnung der Gesäßmuskulatur, Entspannung des unteren Rückens.

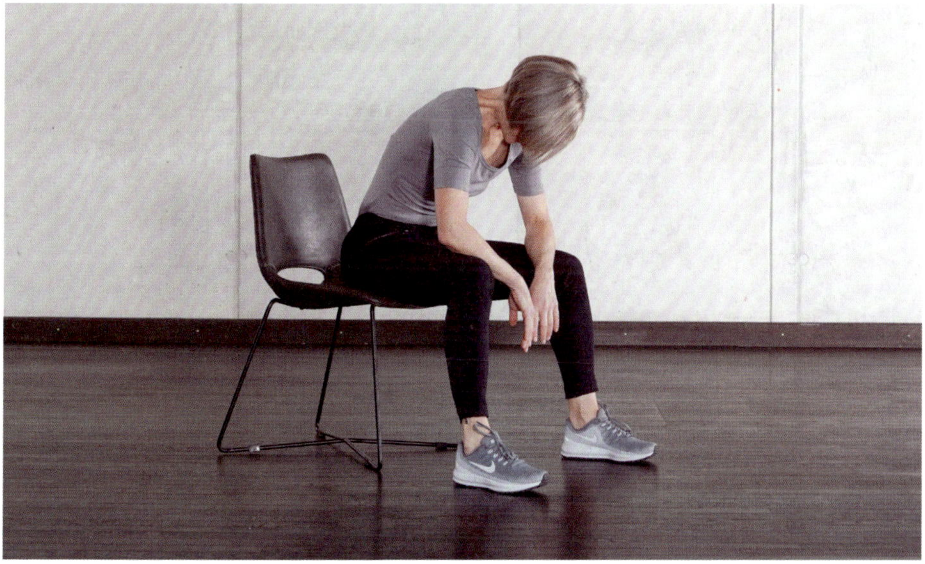

Kutscher Haltung

Stütze dich mit beiden Unterarmen auf den Oberschenkeln ab. Entspanne dabei den Rücken.
Ziel: Rückenentspannung und -entlastung.

Entspannung

20–20–20 Regel: Wenn wir auf den Bildschirm starren, bewegt sich unser Augenlid nur noch ungefähr siebenmal in der Minute, um das Auge mit Tränenflüssigkeit zu überziehen.

Normalerweise sollte sich das Auge 20–25 Mal in der Minute öffnen und schließen.

Das hat zur Folge, dass das Auge austrocknet, sich rötet, brennt, gereizt ist oder zu Jucken beginnt.

TIPP:
Alle 20 Minuten für 20 Sekunden 20 Fuß (das sind ungefähr sieben Meter) in die Ferne sehen!

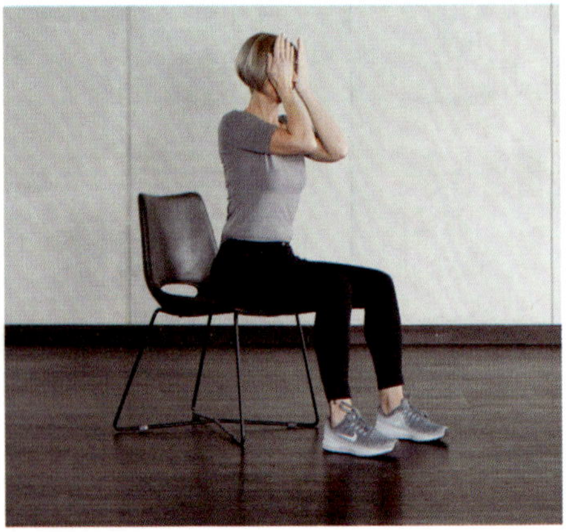

Handauflegen

Reibe die Hände aneinander und lege die warmen Hände auf die geschlossenen Augen. Verharre ungefähr eine Minute in dieser Position.

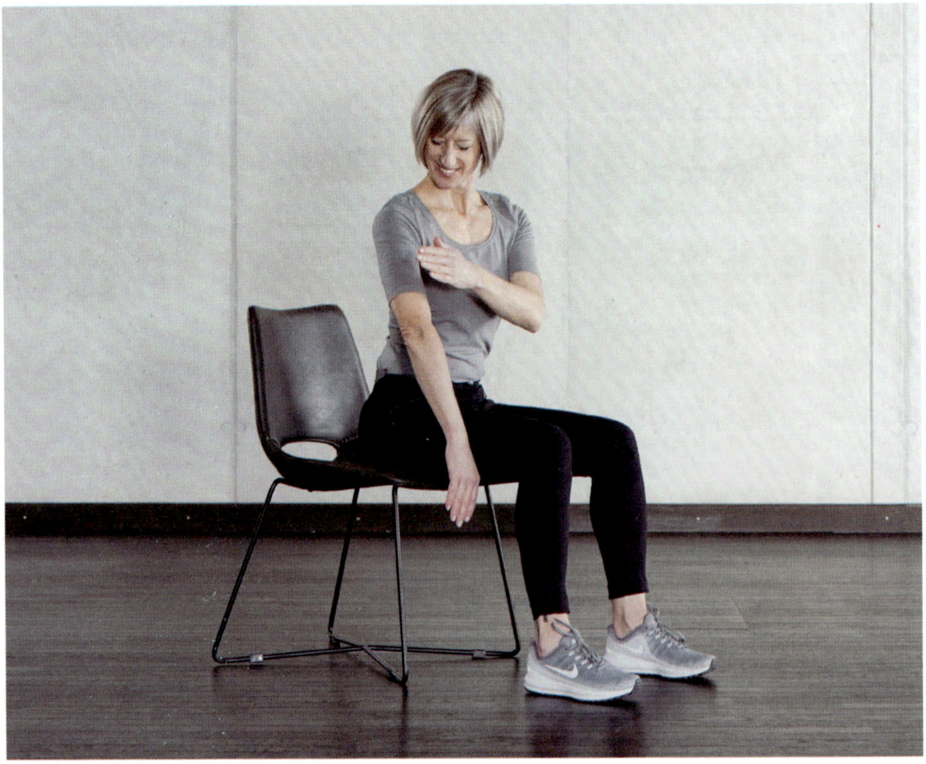

Abklopfen

Klopfe den Körper oder schmerzende Stellen mit der flachen Hand ab.

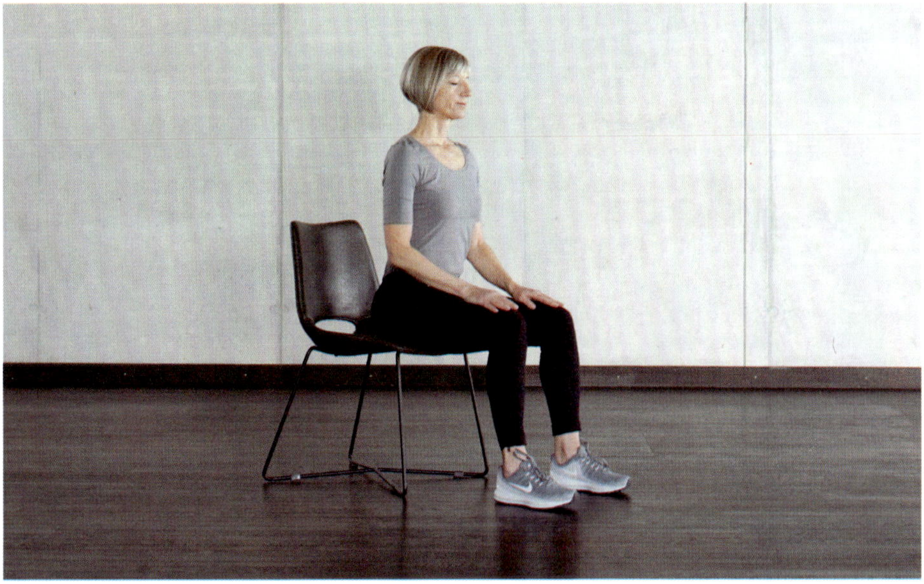

4711

Atmung mit geschlossenen Augen. Zähle bis 4 und atme ein, zähle dann bis 6 und atme aus, diese Abfolge 10 Minuten lang wiederholen (merken kannst du dir diese Zeiten am besten mit 4711 ☺)

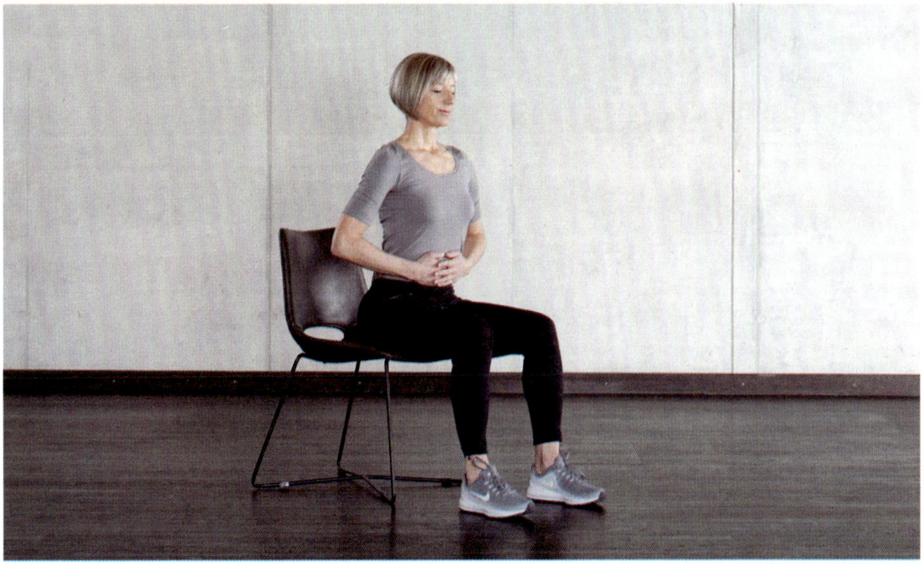

Bauchatmung

Atme durch die Nase in den Bauchraum ein, durch den Mund aus. Diese Atmung senkt den Blutdruck und den Puls. Sie eignet sich gut für zwischendurch. Drei Minuten reichen aus!

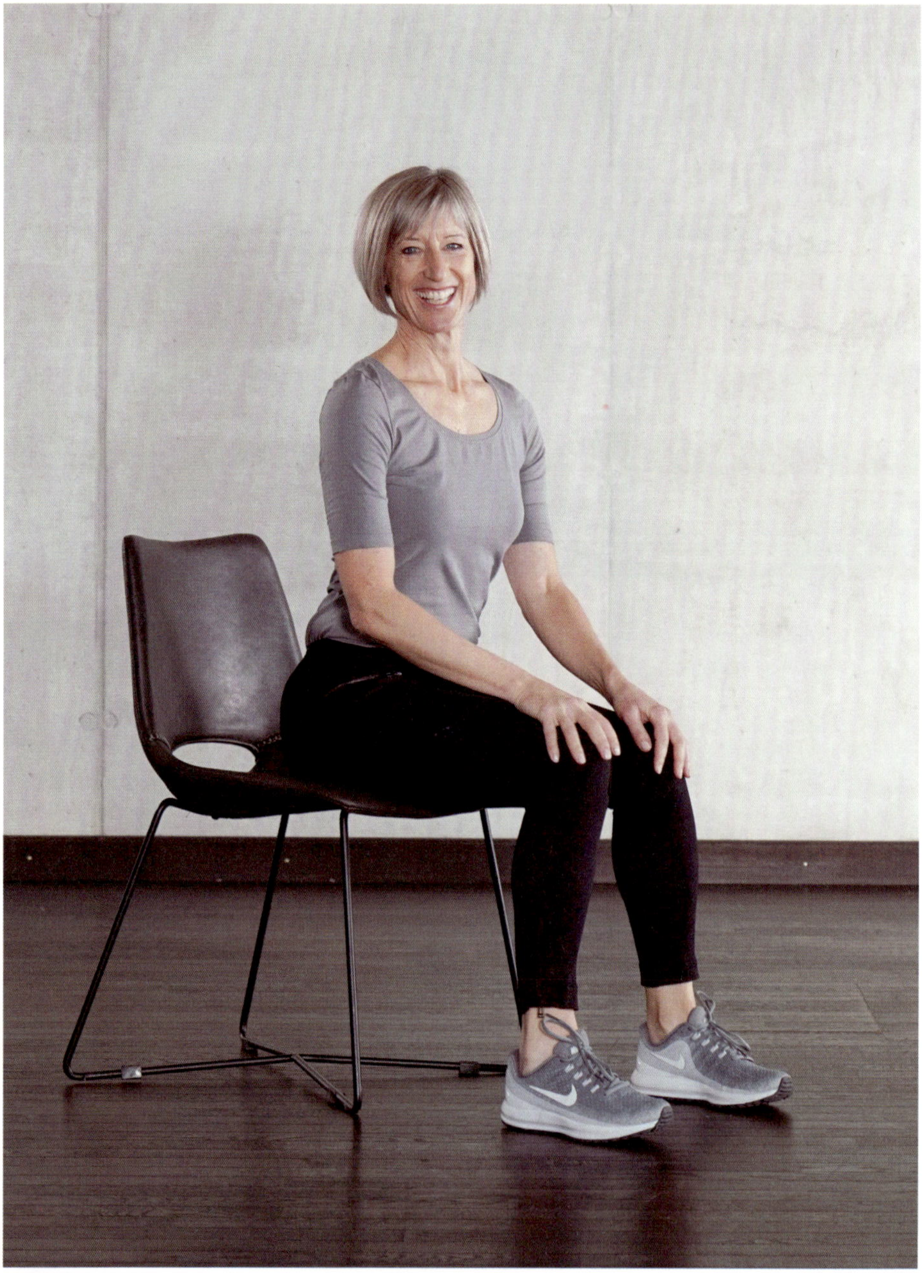

Lächeln

Lächel so oft wie möglich! Beim Lachen schüttet der Körper Serotonin aus, dies wird auch als Glückshormon bezeichnet. Die Produktion von Stresshormonen, wie Adrenalin und Cortisol, wird gebremst. Wer oft lächelt, verbessert sein *RückenWohl*!

Modellstunden

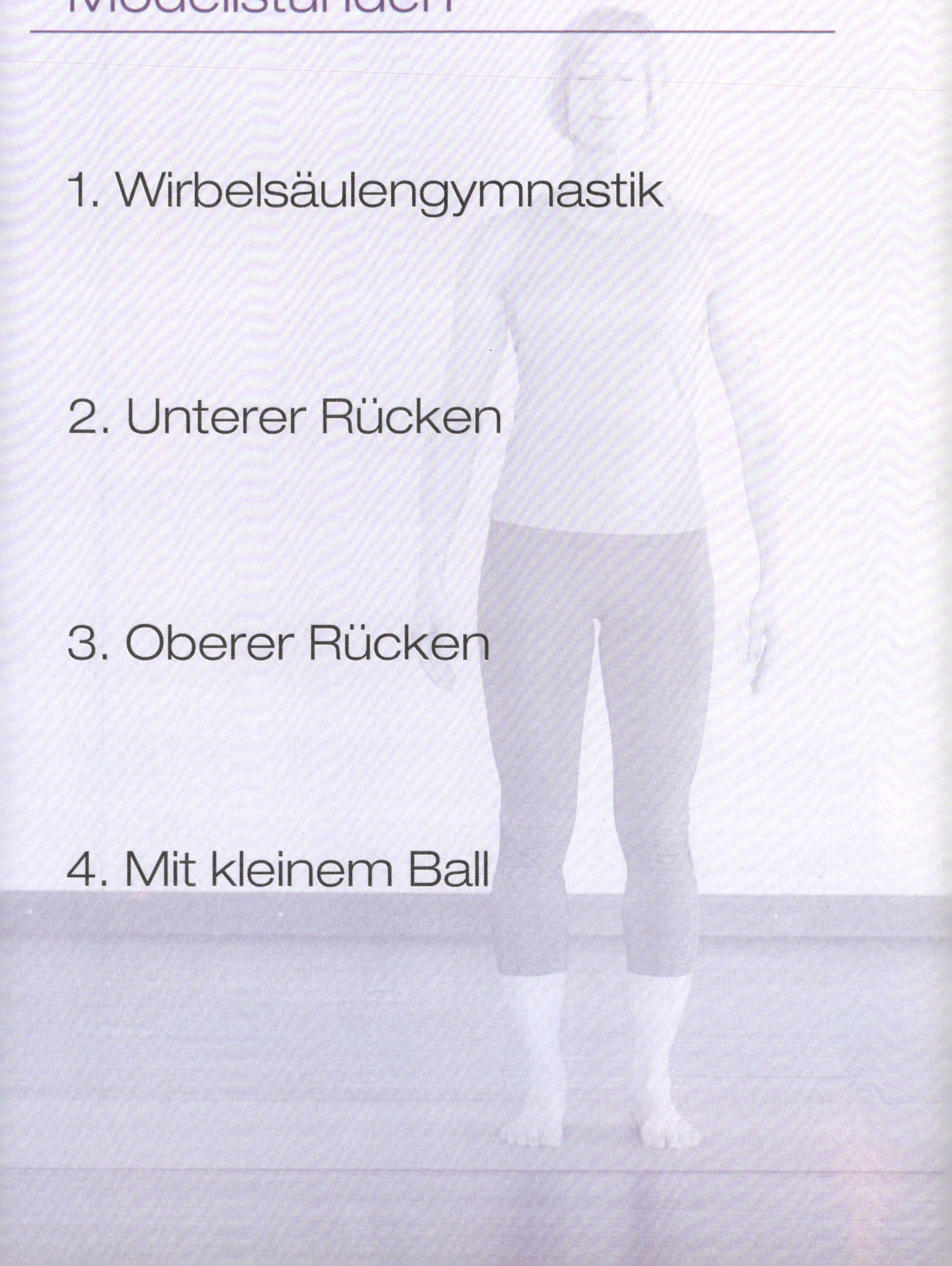

1. Wirbelsäulengymnastik

2. Unterer Rücken

3. Oberer Rücken

4. Mit kleinem Ball

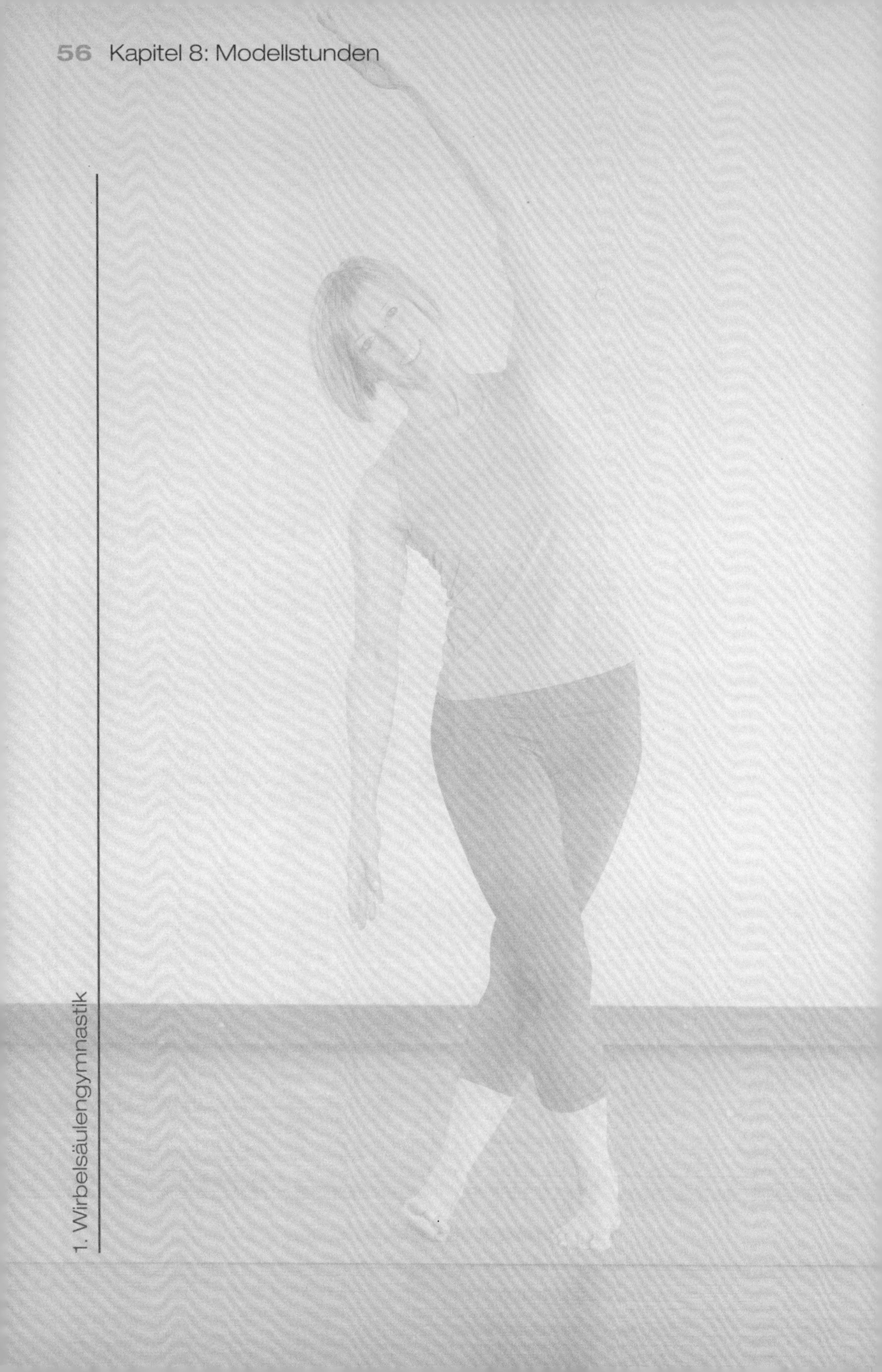

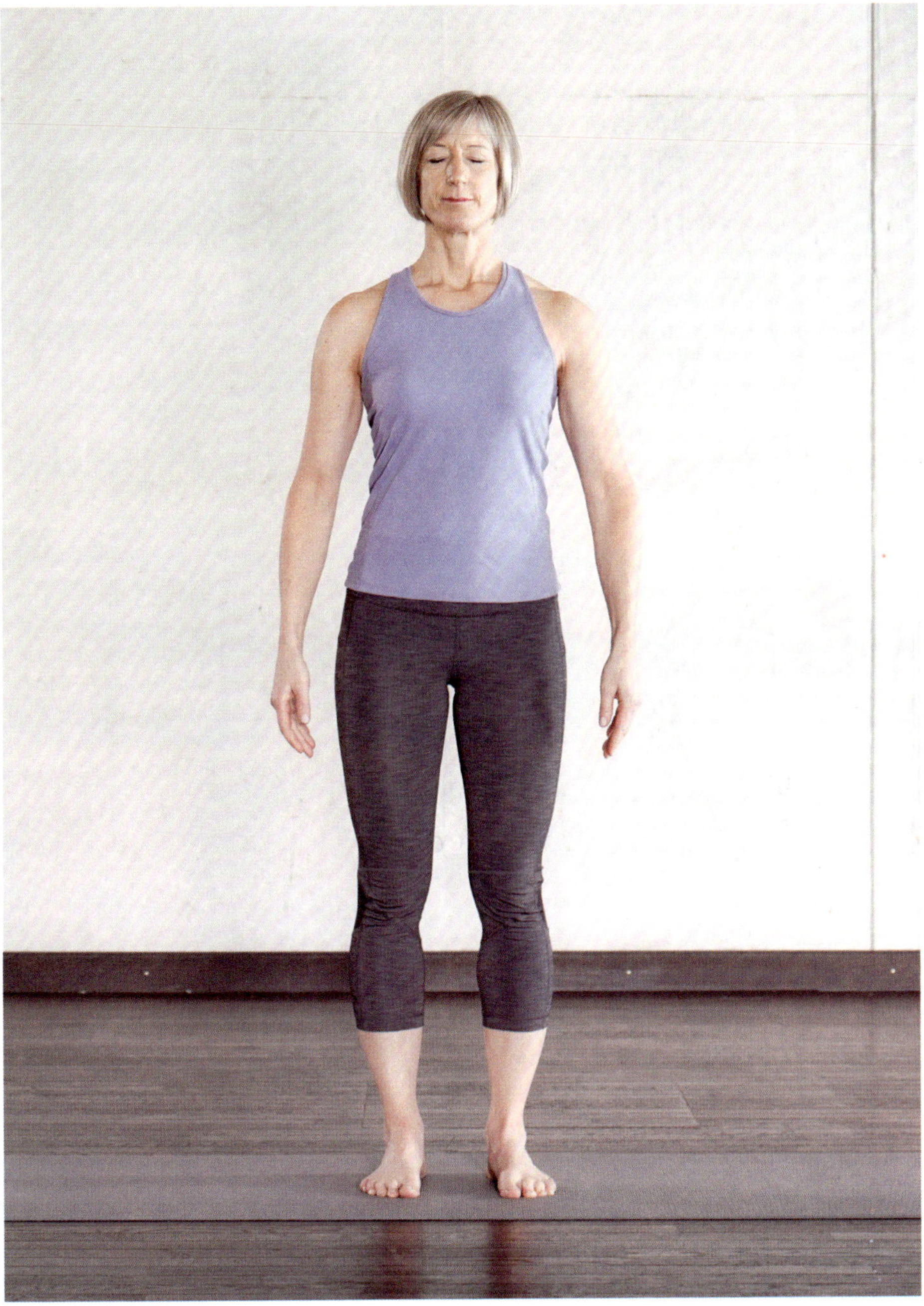

Wahrnehmung

Schließe die Augen und nimm deine Haltung war. Zwickt es irgendwo? Fühlst du dich aufgerichtet? Fühlst du dich angespannt?

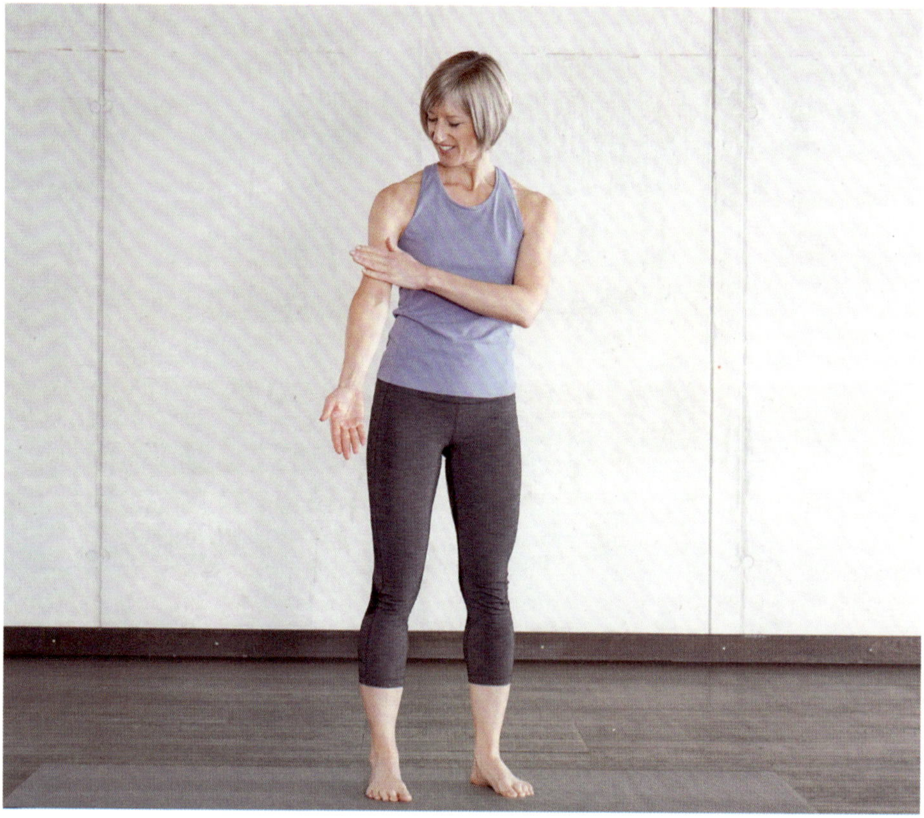

Aktivierung der Rezeptoren innerhalb der Faszien.
Aufrechter Stand. Klopfe mit der flachen Hand den Körper ab, in folgender Reihenfolge:

1. Innenseite Oberarm links
2. Innenseite Unterarm
3. Handfläche
4. Handrücken
5. Außenseite Unterarm
6. Außenseite Oberarm
7. Brust von der einen Seite zur anderen Seite
8. Innenseite Oberarm rechts
9. Innenseite Unterarm
10. Handfläche
11. Handrücken
12. Außenseite Unterarm
13. Außenseite Oberarm
14. Brust-Bauch
15. Oberschenkelaußenseiten
16. Unterschenkelaußenseiten
17. Vorderfuß
18. Unterschenkelinnenseiten
19. Oberschenkelinnenseiten
20. Oberschenkelvorderseiten
21. Schienbeine
22. Vorderfüße
23. Unterschenkelinnenseiten
24. Oberschenkelinnenseiten
25. Gesäß
26. Oberschenkelrückseiten
27. Waden
28. Vorderfüße
29. Unterschenkelinnenseiten
30. Oberschenkelinnenseiten
31. Oberer Rücken
32. Nacken

Nun mit den Fingerspitzen wie viele kleine Regentropfen: Kopfhaut von vorne nach hinten (ca. 3 Mal) – danach über das Gesicht. Zum Schluss mit den Handrücken den unteren Rücken abklopfen, oder mit den Handflächen abreiben.

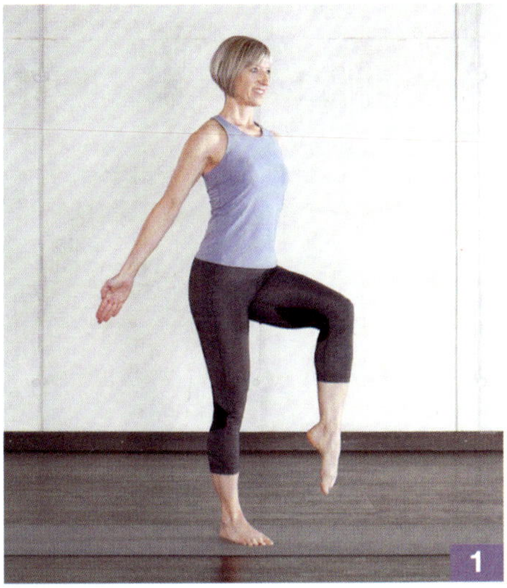

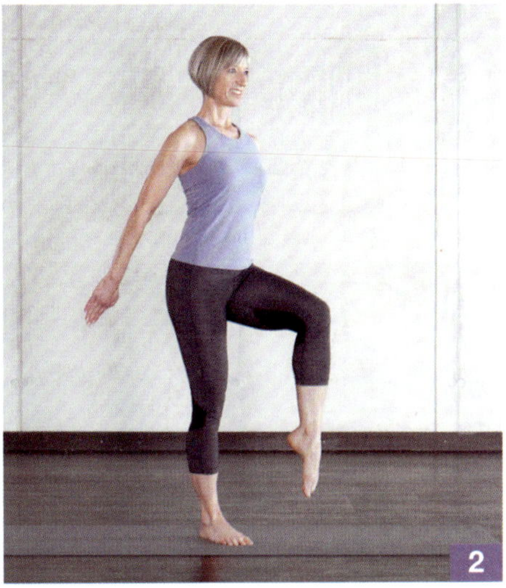

Kräftigung Zwerchfell, Schulung der Gleichgewichtsfähigkeit, Aktivierung der Rumpfstabilisatoren.
Einbeinstand. Die Arme befinden sich neben dem Körper. Atme ein und richte die Handflächen nach vorne und führe 4–5 Stakkato Einatemzüge aus. Mache dann 4–5 Ausatemzüge und führe kleine Bewegungen mit den Handflächen nach hinten aus.
Diese Bewegungen ca. 5 Mal mit jedem Bein wiederholen.

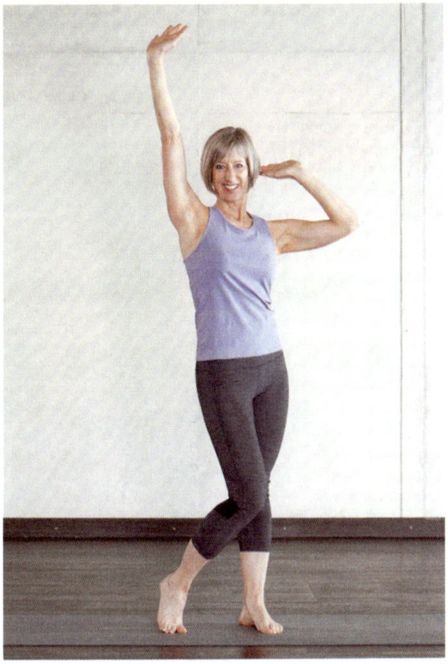

Aktivierung der Faszienrezeptoren, Durchblutung der Muskulatur.
Stand. Strecke und räkel Dich mit den Handrücken und den Handflächen im Wechsel in Richtung Decke. Bewege dich in verschiedenste Richtungen. Teste Winkelvariationen aus. Nimm den ganzen Körper in die Bewegung mit. Alles ist möglich, alles ist richtig.

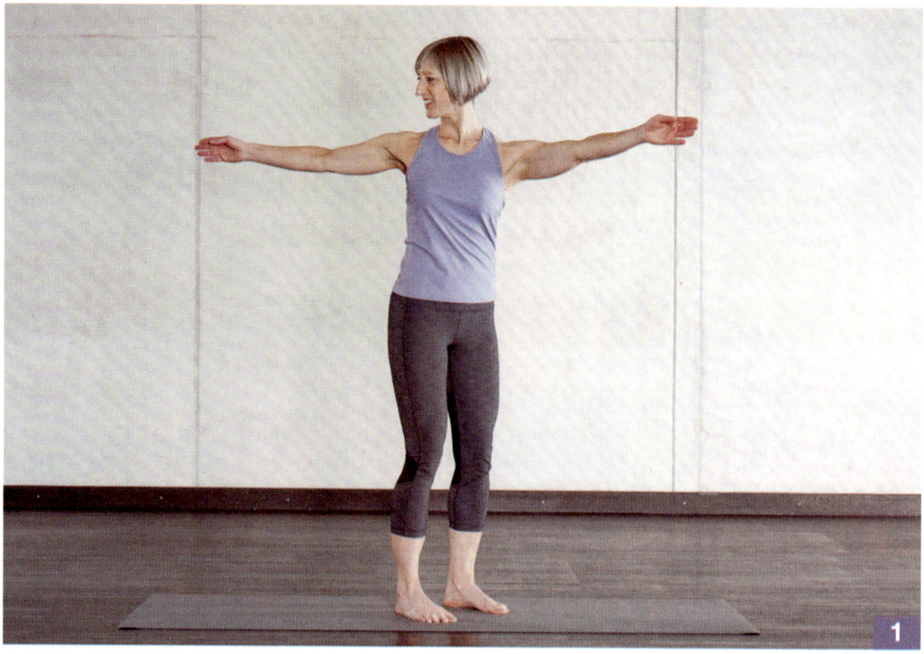

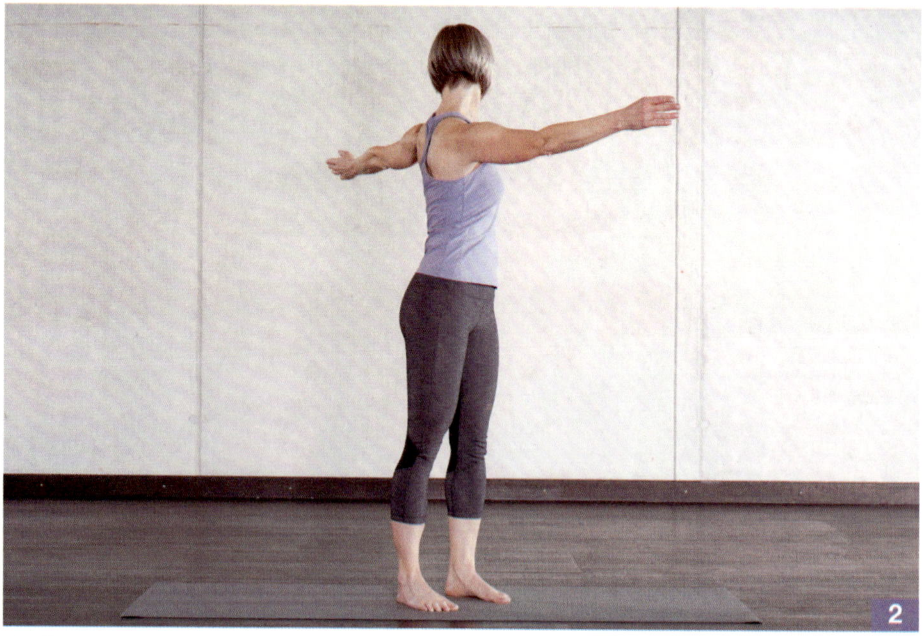

Mobilisation der Brustwirbelsäule, der Schultergelenke, des Schultergürtels.
Hüftschmaler Stand. Schwinge die Arme gegengleich vor und zurück. Nimm die Knie dabei locker in die Bewegung mit.

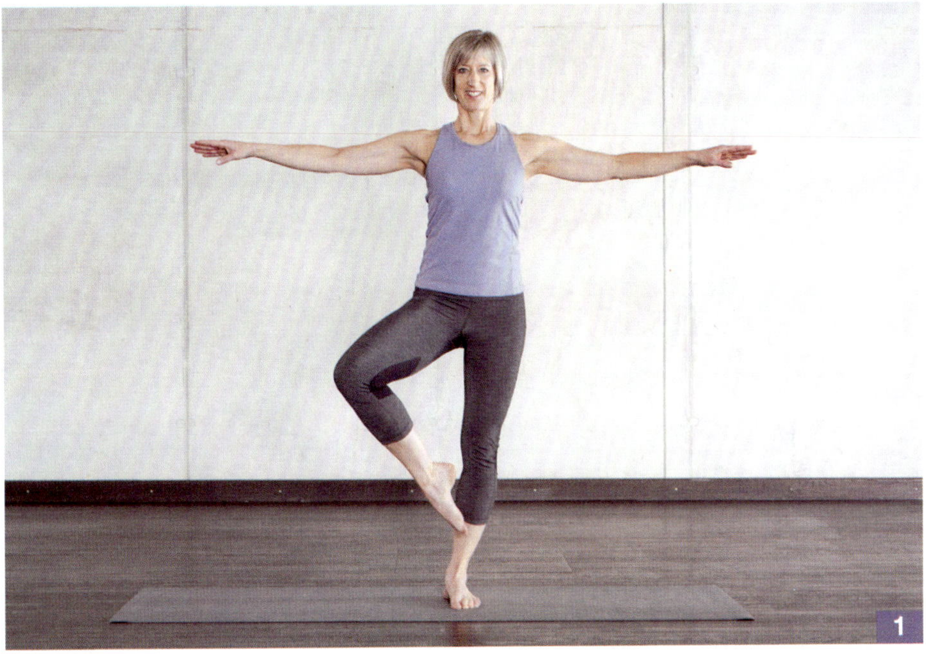

1

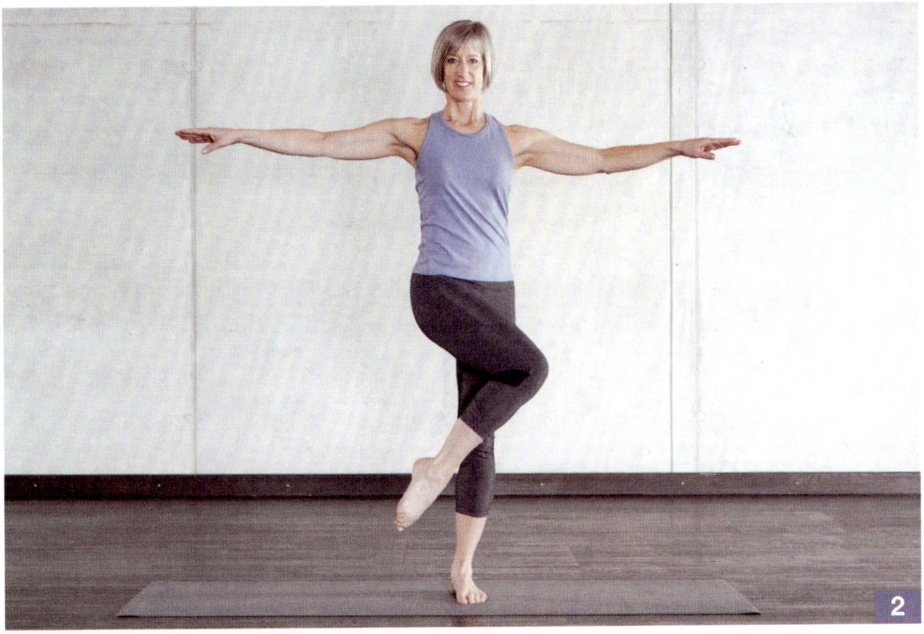

2

Mobilisation der Hüftgelenke, Schulung der Gleichgewichtsfähigkeit.

Einbeinstand. Zeichne mit dem freien Bein eine liegende Acht.

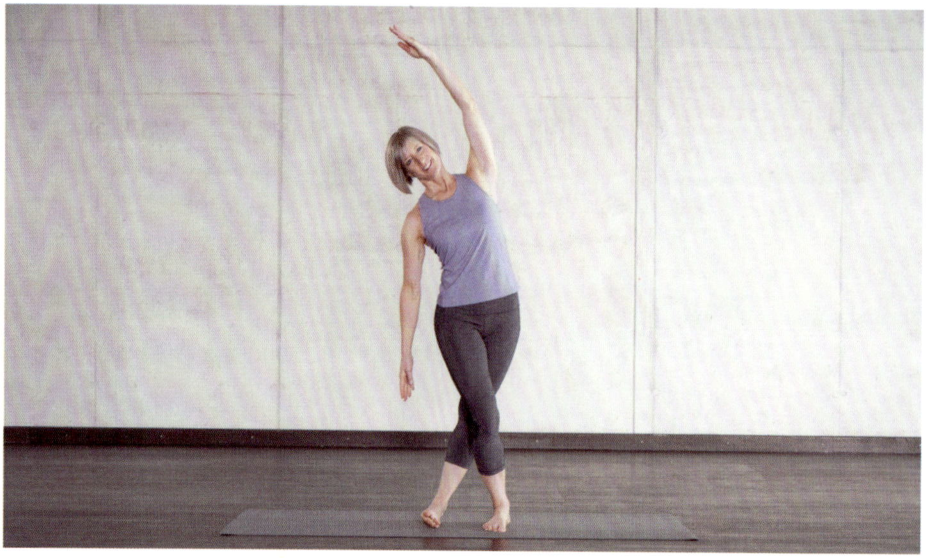

Dehnung der myofaszialen Seitenlinie.
Aufrechter Stand. Kreuze das rechte Bein hinter das andere und setze die Außenkante des Fußes auf. Strecke den rechten Arm über den Kopf. Führe nun federnde, kleine, winkelverändernde oder hineinschmelzende Bewegungen aus. Führe die Übung je Seite ca. 30 Sekunden lang aus.

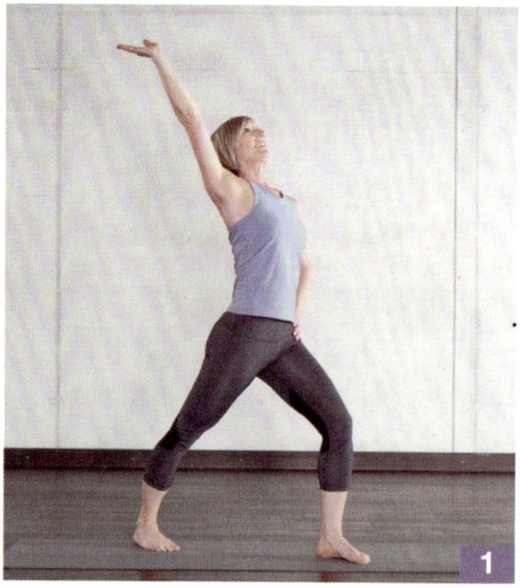

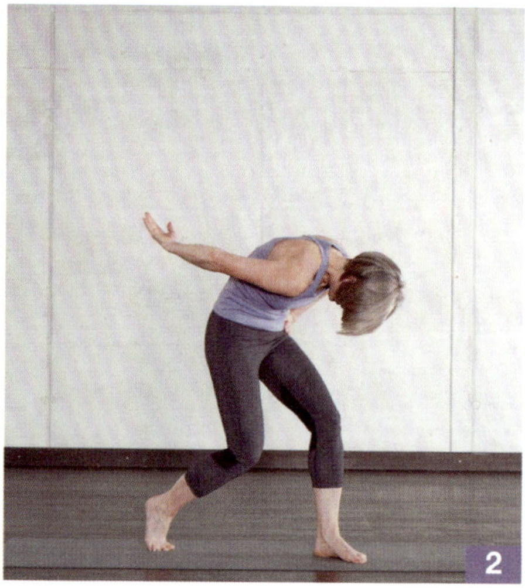

Aktivierung der myofaszialen Rückenlinie.
Ausfallschritt hüftbreit. Löse die hintere Ferse vom Boden ab und strecke die Knie. Hebe nun mit dem Einatmen einen Arm nach oben an, lass mit dem Ausatmen den Arm locker nach unten durchschwingen und beuge beide Knie.
Wiederhole diese Bewegung mit jeder Seite 8–12 Mal. Halte den tiefen Bauchmuskel aktiviert!

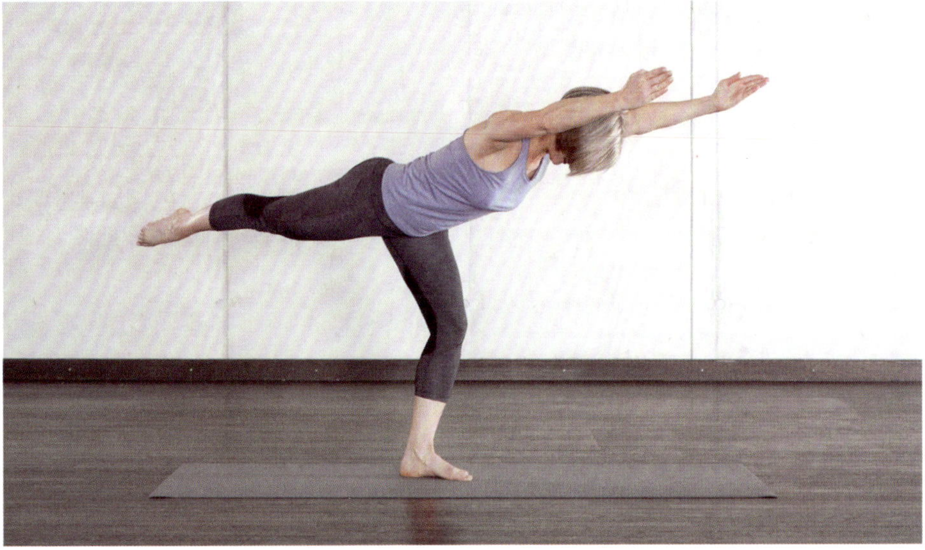

Ganzkörperstabilisation, Schulung der Gleichgewichtsfähigkeit.
Einbeinstand. Hebe ein Bein nach hinten an und strecke die Arme in Verlängerung des Oberkörpers aus. Halte diese Position je Seite 20–30 Sekunden lang. Halte das Becken parallel zum Boden!

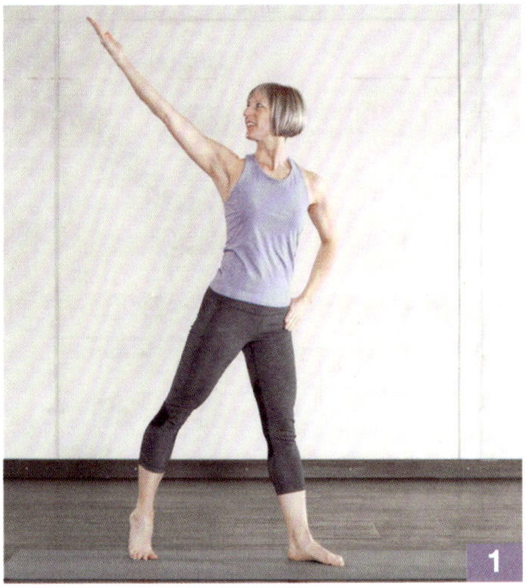

1

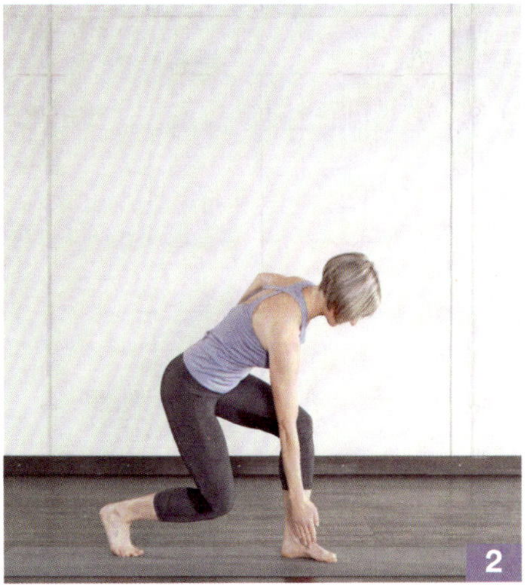

2

Kräftigung der Oberschenkelmuskulatur, der Gesäßmuskulatur, Schulung der Gleichgewichtsfähigkeit.
Ausfallschritt. Strecke einen Arm nach oben und fixiere mit deinem Blick deine Hand. Nun bewege die Hand zum Fuß und halte deinen Blick fixiert! Wiederhole diese Bewegung 6–10 Mal. Halte das vordere Knie über der Ferse und den Rücken gerade!

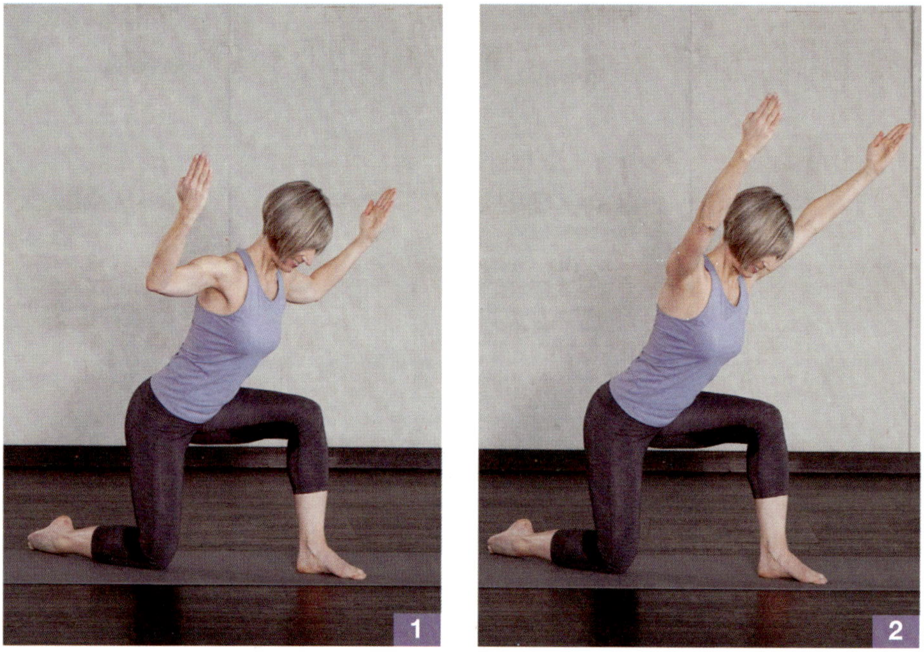

Kräftigung der Rückenstreckmuskulatur.
Einbeiniger Kniestand. Neige deinen Oberkörper etwas nach vorne. Deine Arme rechtwinklig neben dem Kopf. Strecke und beuge nun deine Arme nach diagonal oben, in Verlängerung deines Oberkörpers. Wiederhole diese Bewegung je Seite 8–12 Mal. Halte den Rücken gerade!

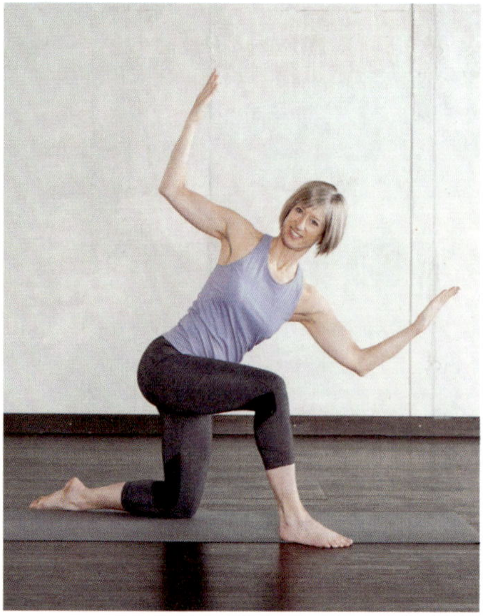

‹ Kräftigung der Rückenstreckmuskulatur, der schrägen Bauchmuskulatur.
Einbeiniger Kniestand. Neige den Oberkörper etwas nach vorne und halte die Arme rechtwinklig neben deinem Kopf. Drehe nun den Oberkörper mit dem Ausatmen zur Seite des Knies, mit dem Einatmen wieder zurück. Wiederhole diese Bewegung 8–12 Mal. Halte den Rücken dabei gerade!

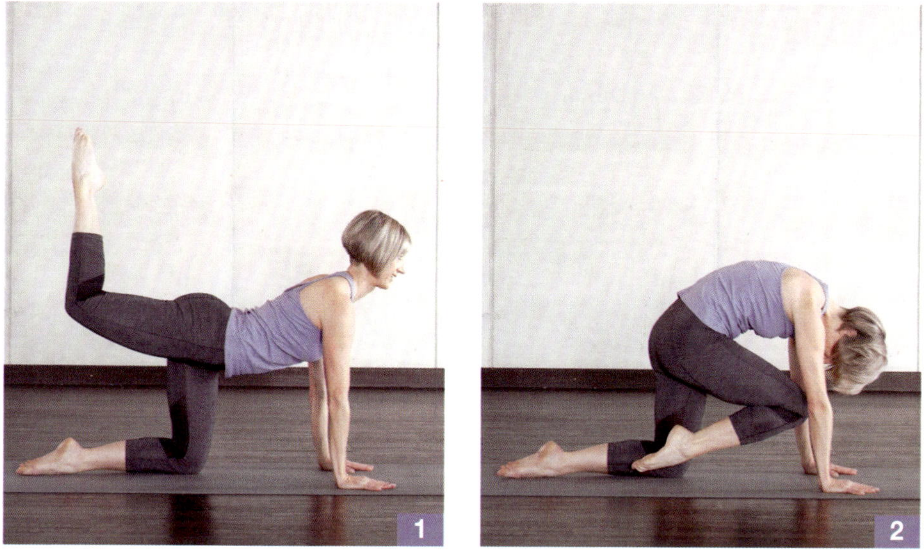

Mobilisation der Wirbelsäule, der Hüftgelenke.
Vierfüßlerstand. Hebe ein Bein rechtwinklig vom Boden ab und führe mit dem Einatmen den gestreckten Fuß in Richtung Decke. Nun atme aus und ziehe das Knie in Richtung Brustbein. Runde dabei deinen Rücken. Wiederhole diese Bewegung 10–15 Mal.

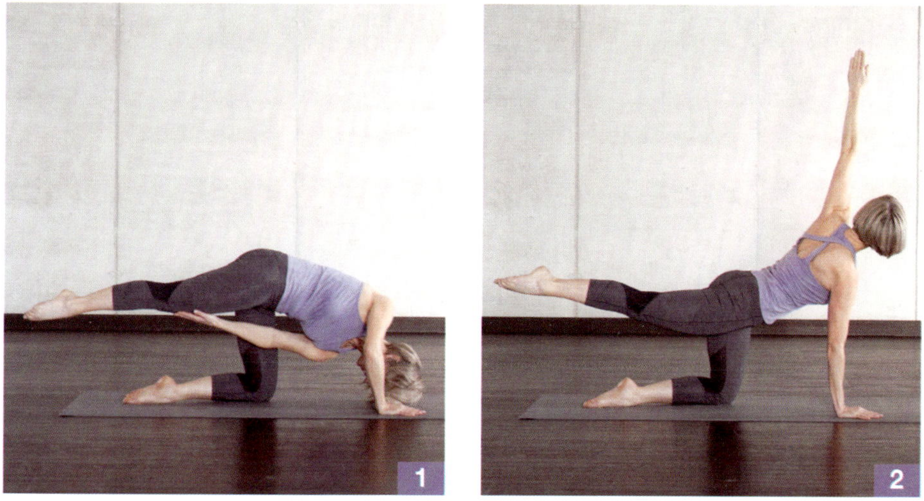

Mobilisation der Wirbelsäule, Kräftigung der rückseitigen Muskulatur, Schulung der Gleichgewichtsfähigkeit.
Vierfüßlerstand. Hebe ein Bein gestreckt nach hinten und den gegenüberliegenden Arm in Richtung Decke an. Atme dabei ein. Nun mit dem Ausatmen die Hand zum gegenüberliegenden Knie führen. Halte das Bein nach hinten gestreckt. Wiederhole diese Bewegung je Seite 6–8 Mal.

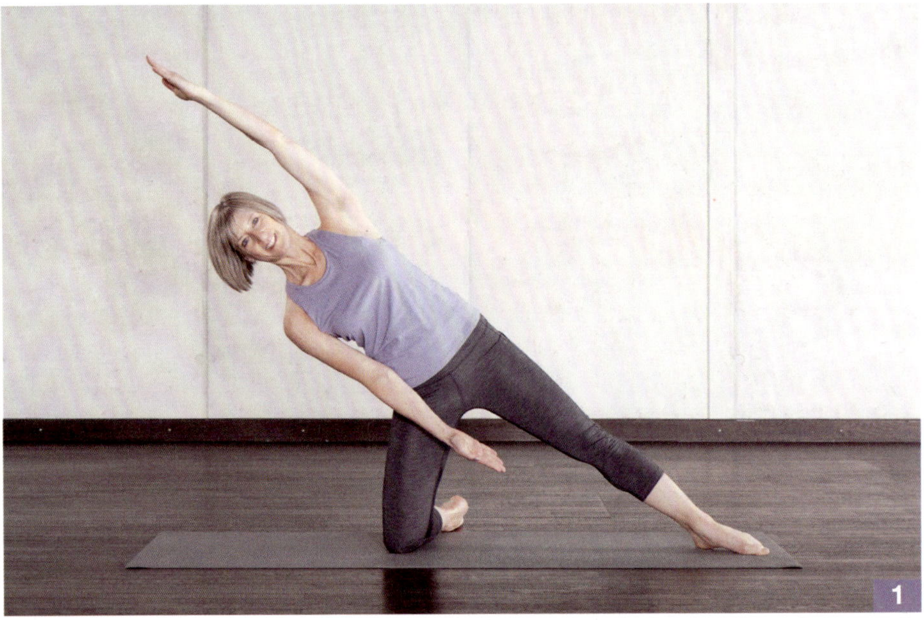

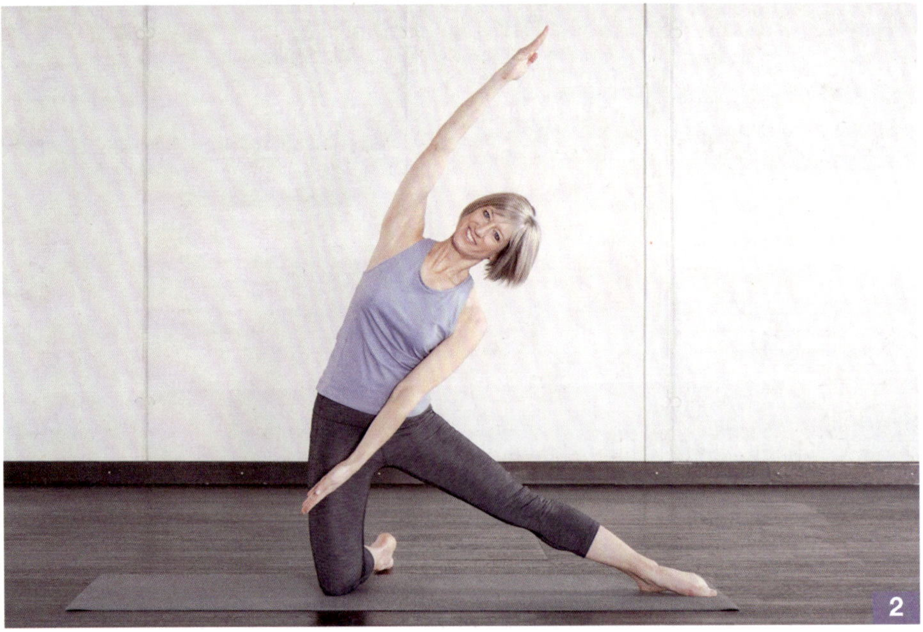

Kräftigung der seitlichen Rumpfmuskulatur, Aktivierung der myofaszialen Laterallinie.
Kniestand. Stelle ein Bein zur Seite auf. Das Knie und das gestreckte Bein befinden sich auf einer Linie. Beuge nun mit dem Einatmen den Oberkörper zum langen Bein, mit dem Ausatmen zur anderen Seite strecken. Wiederhole diese Bewegung je Seite 6–8 Mal.

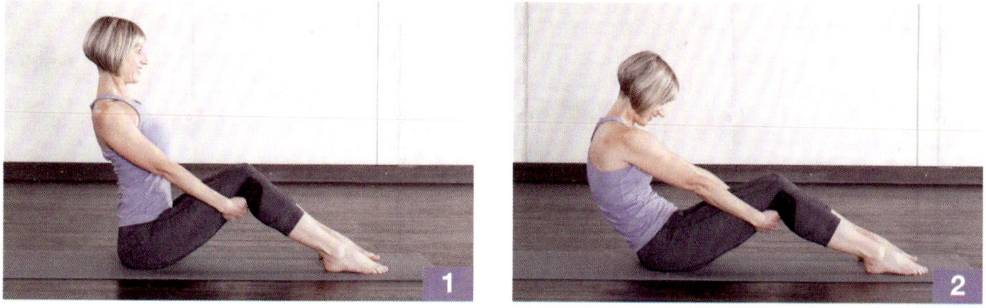

Kräftigung der Rückenstreckmuskulatur, Mobilisation der Brustwirbelsäule.
Aufrechter Sitz mit aufgestellten Beinen. Fasse mit beiden Händen die Oberschenkel. Runde mit dem Ausatmen den Rücken, mit dem Einatmen strecke ihn wieder. Halte dabei die Arme ganz gestreckt und schiebe das Brustbein nach diagonal oben. Wiederhole diese Bewegung 8–12 Mal.

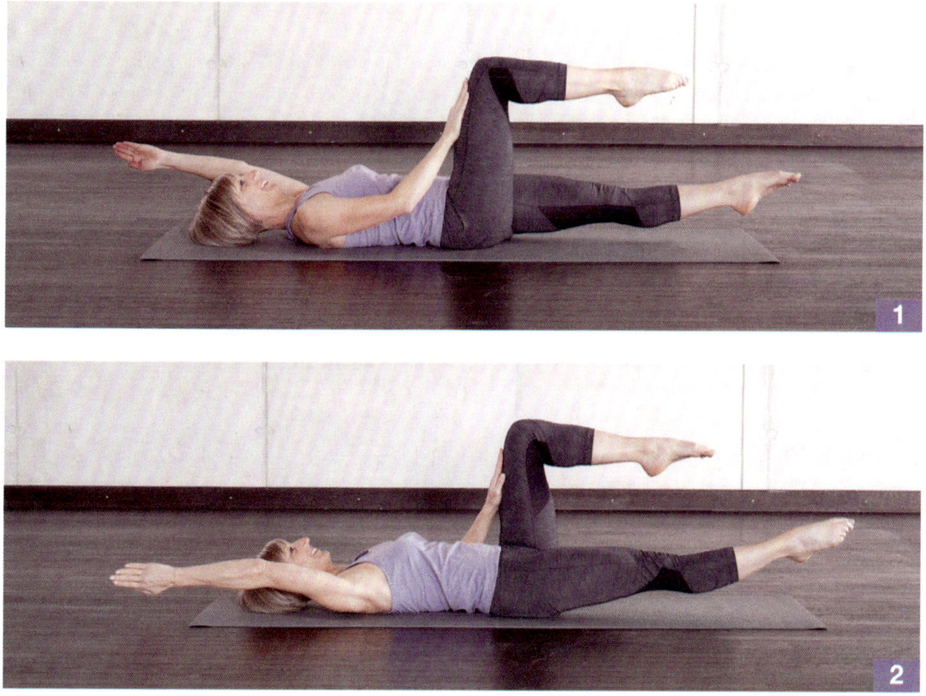

Kräftigung der tiefen Bauchmuskulatur.
Rückenlage mit angehobenen Beinen. Strecke nun ein Bein nach vorne aus und halte das andere Bein rechtwinklig oben. Atme aus und drücke mit der Hand gegen den Oberschenkel. Die andere Hand führe hinter deinen Kopf. Nun einatmen und die Seite wechseln. Wiederhole diese Bewegung 6–10 Mal je Seite. Achte darauf, das Becken in Neutralposition zu halten (Die Wirbelsäule in ihrer physiologischen Form). Als Erleichterung kannst du ein Handtuch unter die Lendenwirbelsäule rollen, um die Lendenlordose zu unterstützen.

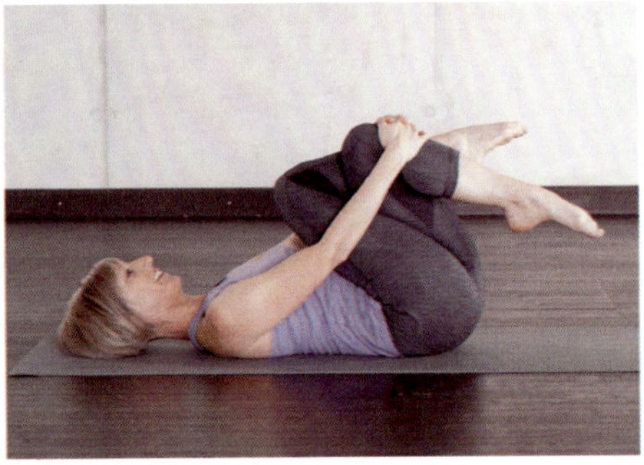

Dehnung der Gesäßmuskulatur.
Rückenlage mit angehobenen Beinen. Kreuze ein Bein über das andere und ziehe das Bein knapp unterhalb des Knies in Richtung Brustbein. Halte diese Position je Seite ca. 30 Sekunden lang.

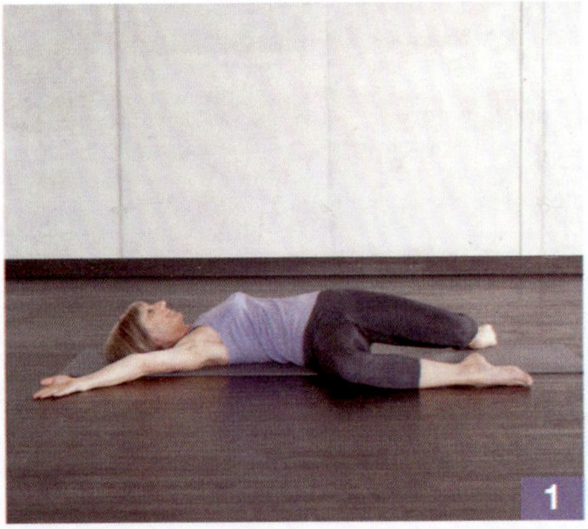

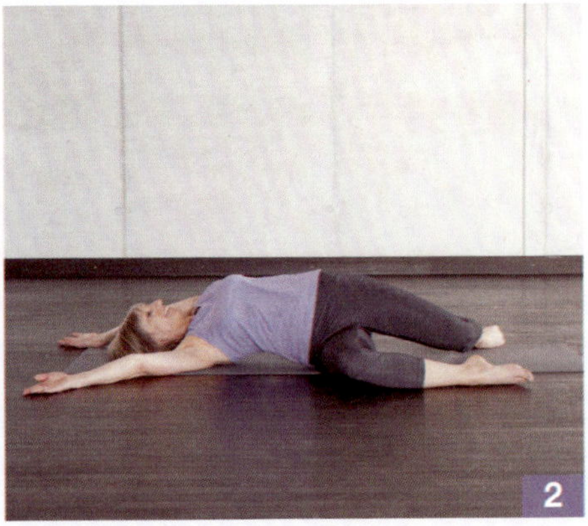

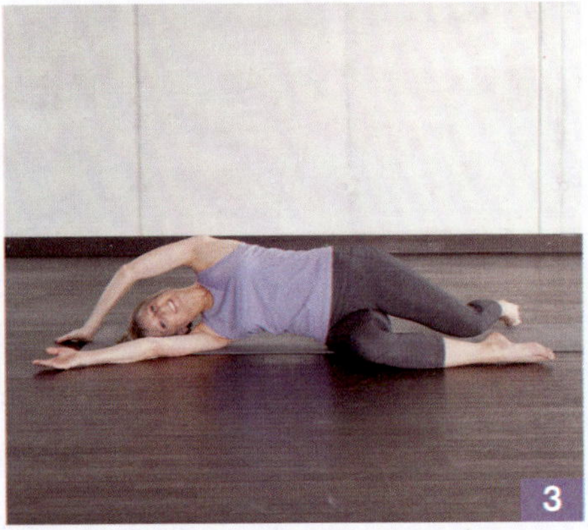

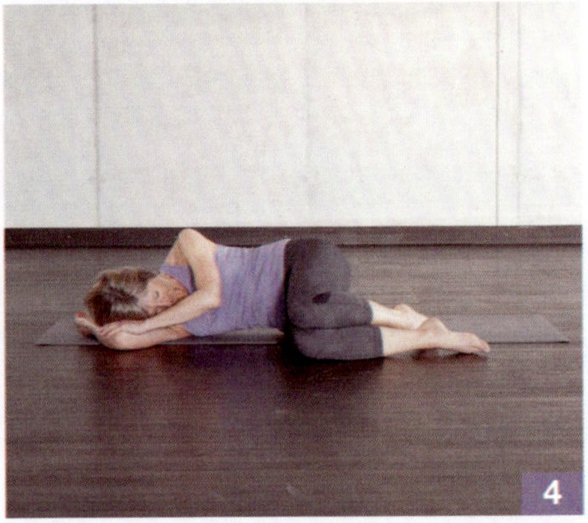

Ganzkörper-Mobilisation.
Rückenlage. Starte die Bewegung in einem großen X liegend. Nun starte die Bewegung zu einer Seite mit dem Becken und lasse den übrigen Körper locker mit rollen. Beim Zurückkommen startet dein Bein die Bewegung zur Mitte zurück. Wenn du wieder in einem großen X angekommen bist, starte zur anderen Seite. Wiederhole diese Bewegung 4–6 Mal je Seite.

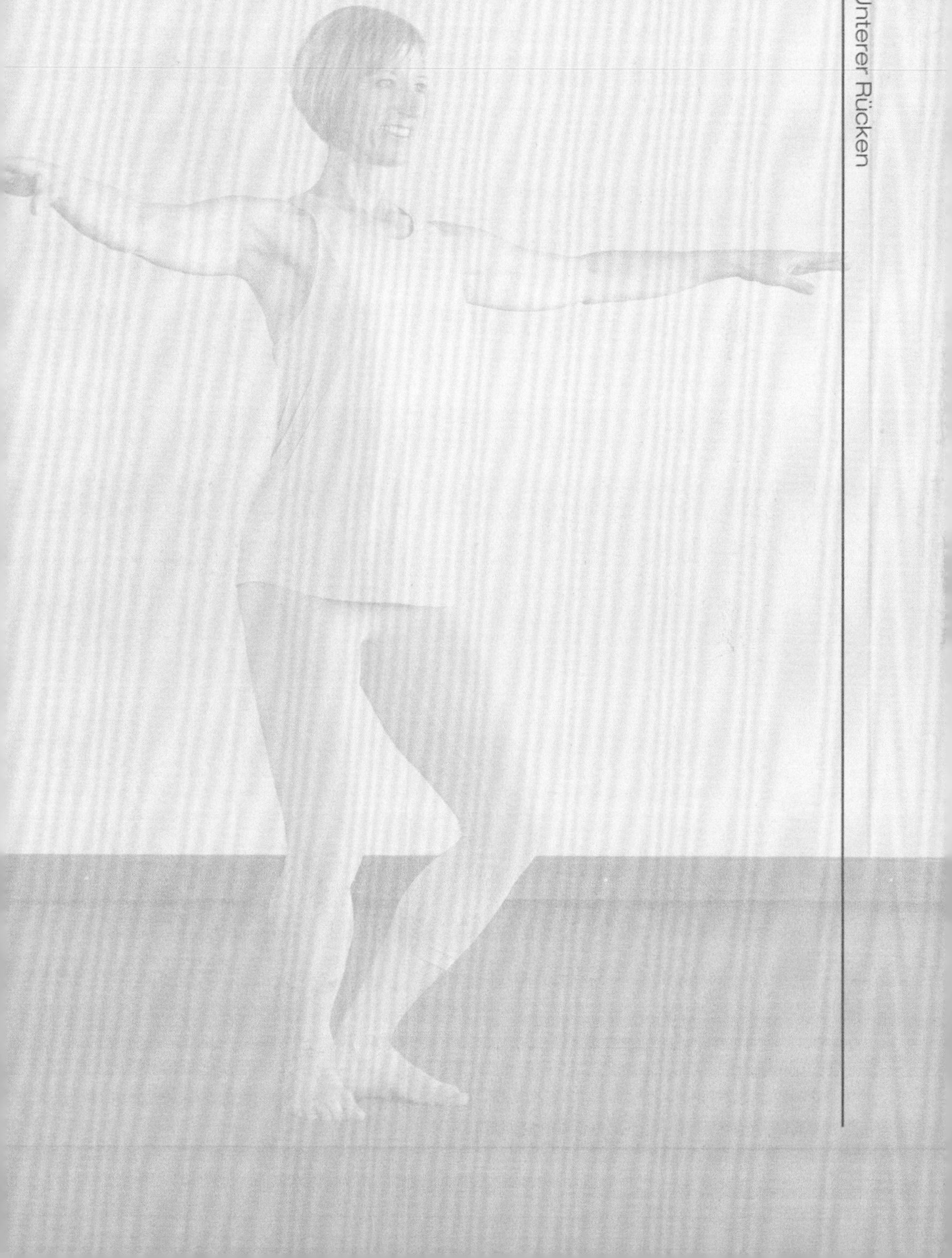

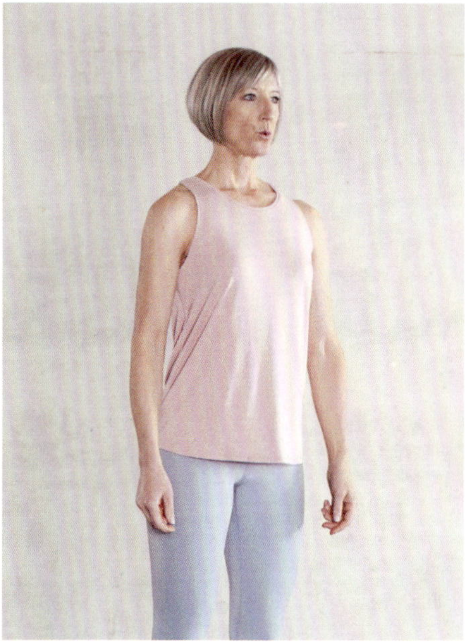

> Aktivierung der tiefen Rumpfstabilisatoren, Körperwahrnehmung.
Aufrechter Stand. Sage das Wort „ichhhh“ oder atme durch die Lippen aus, als ob du Kerzen auspusten möchtest. Nimm dabei wahr, wie der Bauchnabel sanft in Richtung Wirbelsäule gezogen wird, wie der tiefe quere Bauchmuskel und der Beckenboden aktiviert werden.

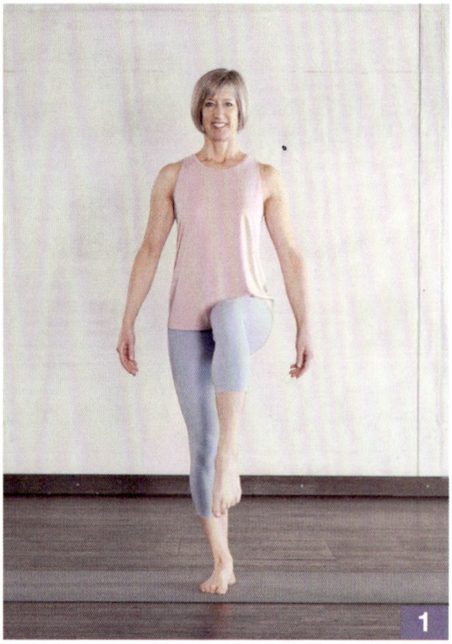

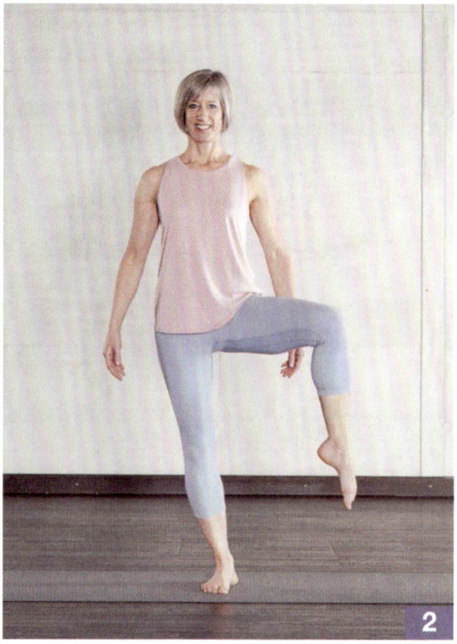

Mobilisation der Hüftgelenke.
Aufrechter Stand. Hebe ein Knie an und zeichne mit dem Knie Kreise in der Luft. Kreise je Bein 10–15 Mal. Halte das Standknie dabei leicht gebeugt!

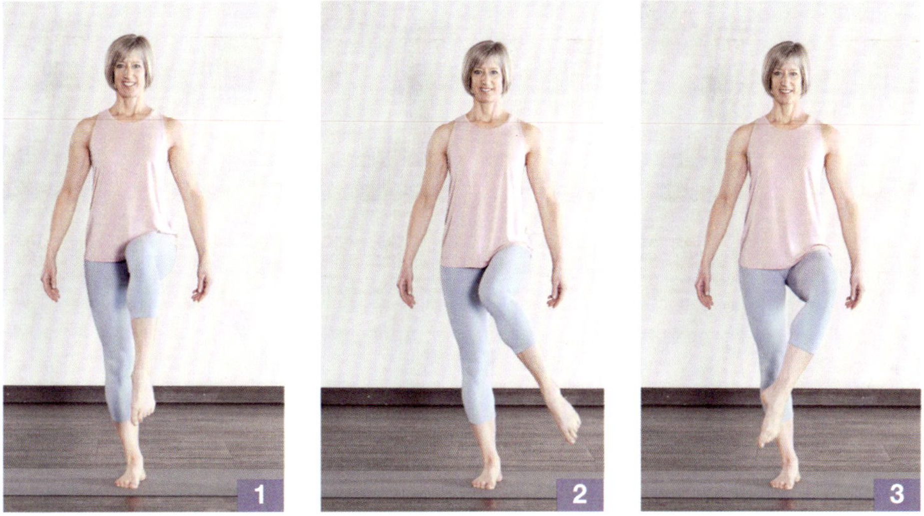

Aktivierung der Gelenksstabilisatoren, Schulung der Gleichgewichtsfähigkeit.
Einbeinstand. Ein Bein anheben und mit dem Unterschenkel kleine schnelle Bewegungen nach rechts und links ausüben. Je Seite 20–30 Sekunden lang.

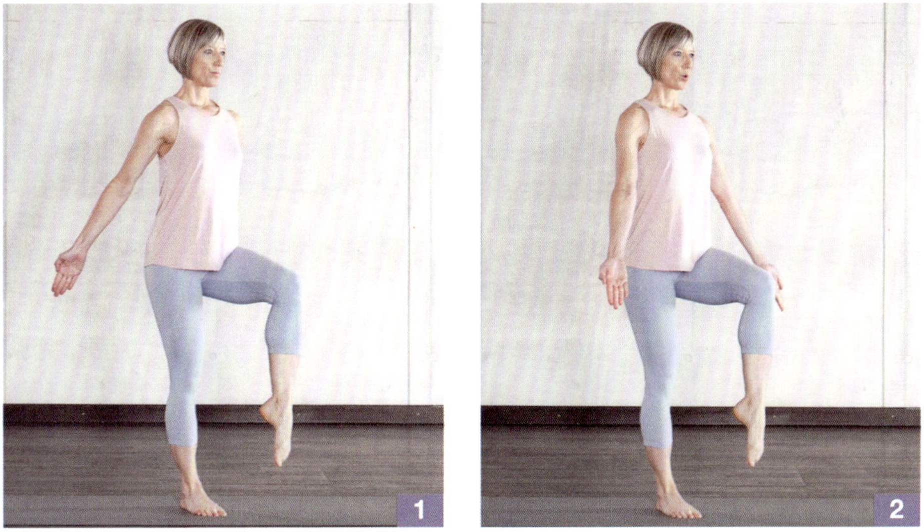

Kräftigung des Zwerchfells, Schulung der Gleichgewichtsfähigkeit, Aktivierung der Gelenkstabilisatoren.
Einbeinstand. Hebe ein Knie an und strecke die Arme neben dem Körper aus. Atme nun mit einer Stakkato Atmung ca. 5 Mal ein und bewege die Arme in kurzen schnellen Bewegungen vor und rück, dabei zeigen die Handflächen nach vorne. Atme dann ca. 5 Mal Stakkato aus und führe wieder kleine schnelle Bewegungen mit den Armen aus. Wiederhole diese Bewegung 20–30 Sekunden lang.

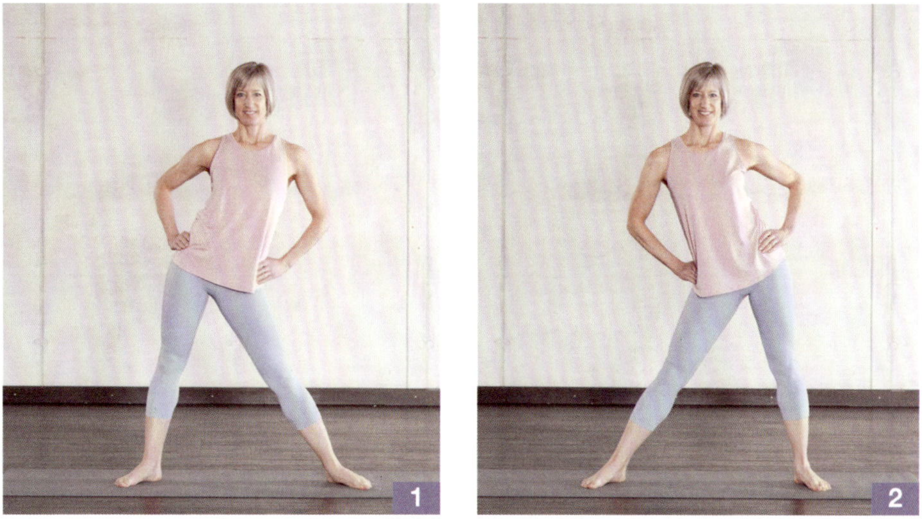

Mobilisation der Hüftgelenke.
Grätschstand. Stütze die Hände in die Hüften und strecke deine Knie. Kreise nun die Hüfte 8–10 Mal in die eine, dann in die andere Richtung.

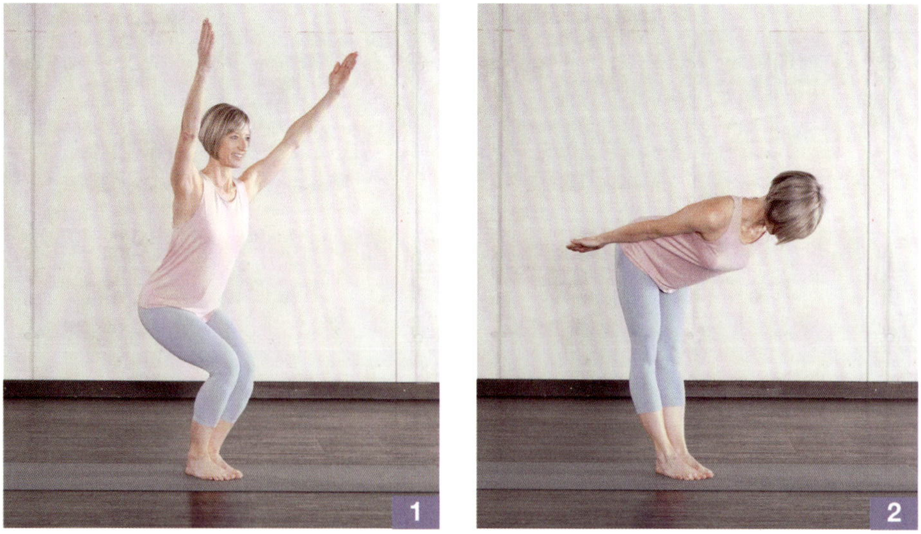

Kräftigung der Oberschenkel- ,Gesäß- und Rückenstreckmuskulatur, Dehnung der myofaszialen Rückenlinie.
Geschlossener Stand. Beuge deine Knie und setze dein Gesäß nach hinten unten. Strecke die Arme in Verlängerung des Rumpfes neben den Ohren aus. Nun strecke die Knie und beuge den Rumpf in die Waagrechte nach vorne. Die Arme führst du neben den Körper, die Daumen zeigen nach außen. Wiederhole diese Abfolge 8–12 Mal.

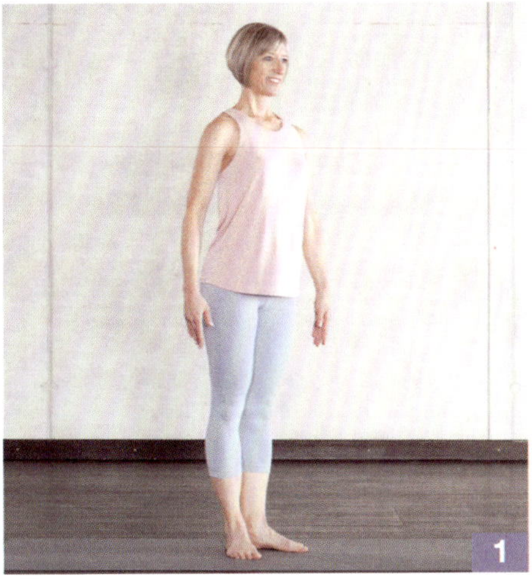

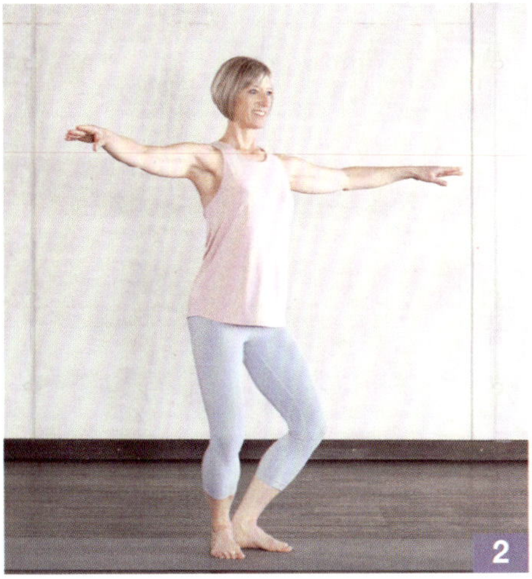

Kräftigung der Oberschenkelinnenseiten, des Beckenbodens.
Geschlossener Stand. Spanne nun dein Gesäß an und lasse deine Fußspitzen etwas nach außen drehen. Beuge nun deine Knie mit der Einatmung, mit der Ausatmung strecke sie. Bewege deine Arme dabei neben dem Körper sanft auf und ab. Drücke die Fersen zusammen und hebe das Brustbein! Wiederhole diese Bewegungen 10–15 Mal.

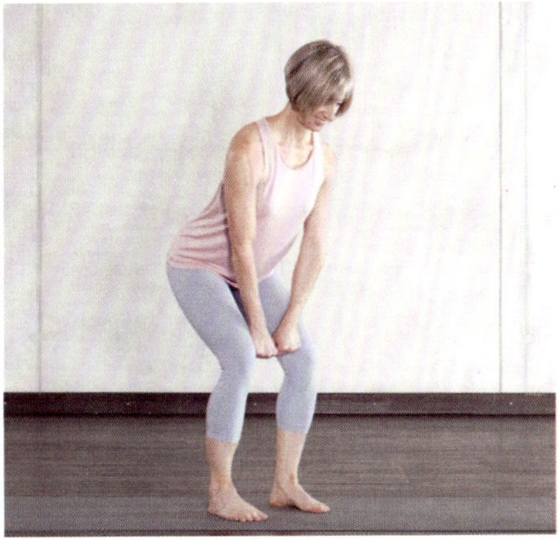

Aktivierung des Beckenbodens, der Oberschenkelinnenseiten.
Hüftbreiter Stand. Neige den Rumpf etwas nach vorne und halte die Fäuste innen an deine Oberschenkel. Atme aus und übe Druck mit den Oberschenkeln gegen die Fäuste, mit den Fäusten gegen die Oberschenkel aus. Löse die Spannung wieder mit dem Einatmen. Halte den Rücken gerade! Wiederhole diese Übung 6–8 Mal.

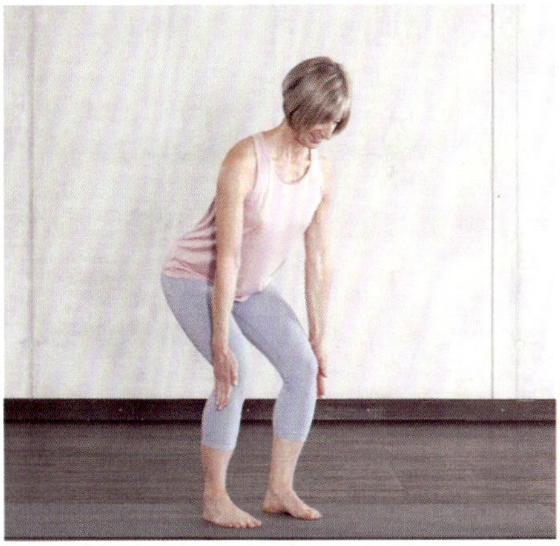

Aktivierung des Beckenbodens, der Oberschenkelaußenseiten.
Hüftbreiter Stand. Neige den Rumpf etwas nach vorne und halte die Handballen außen an deine Oberschenkel. Atme aus und übe Druck mit den Oberschenkeln gegen die Hände, und mit den Händen gegen die Oberschenkel aus. Löse die Spannung wieder mit dem Einatmen. Halte den Rücken gerade! Wiederhole diese Übung 6–8 Mal.

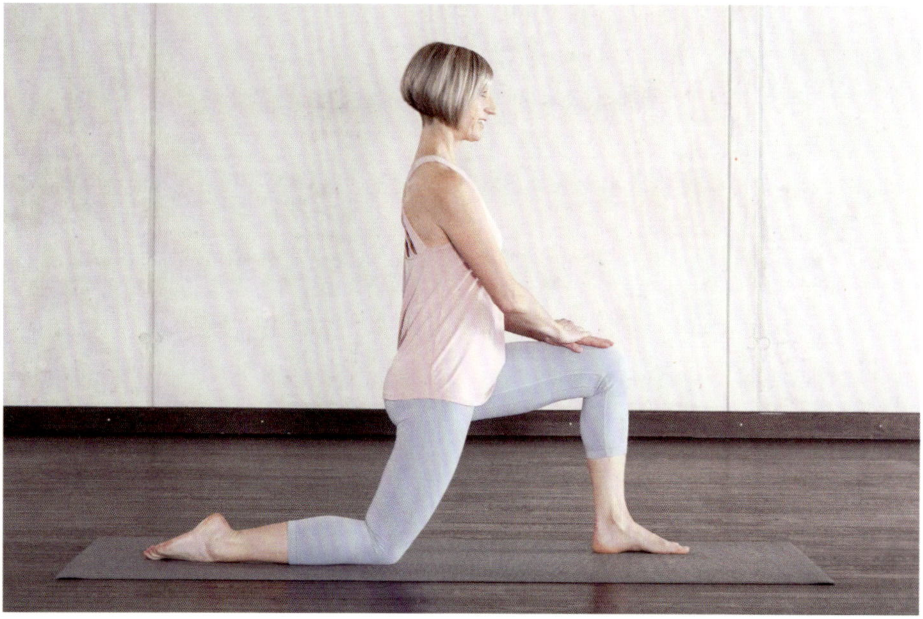

Dehnung des M. Psoas.
Kniestand. Stelle ein Bein nach vorne auf und richte den Oberkörper auf. Spanne nun das Gesäß an und schiebe das Becken nach vorne. Halte diese Position je Seite 20–30 Sekunden lang.

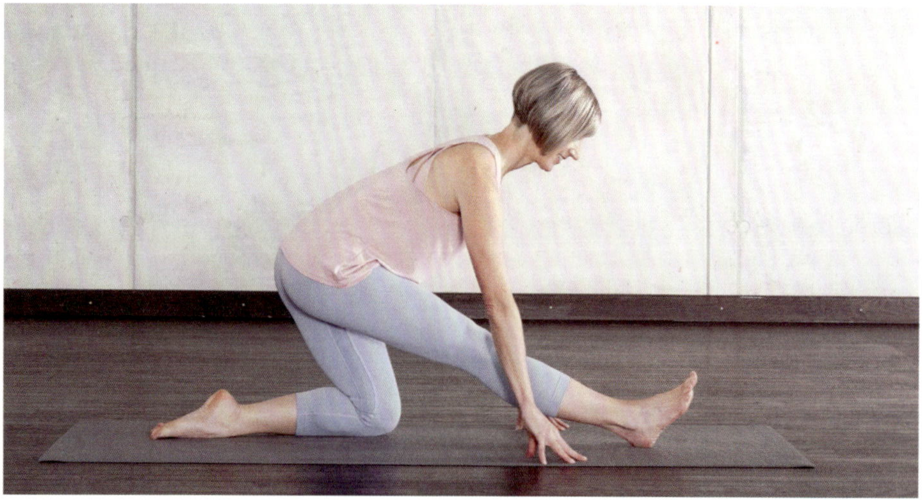

Dehnung der ischiocruralen Muskulatur.
Kniestand. Stelle ein Bein nach vorne auf. Bringe nun das Körpergewicht nach hinten (hinter die Kniescheibe!). Ziehe die Fußspitze in Richtung Schienbein und halte diese Position je Seite 20–30 Sekunden lang.

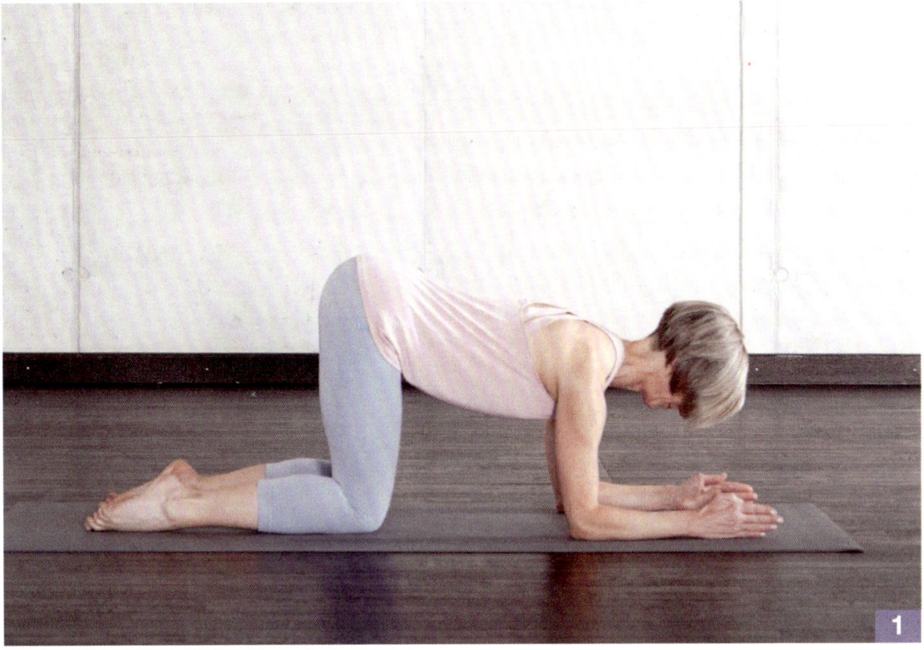

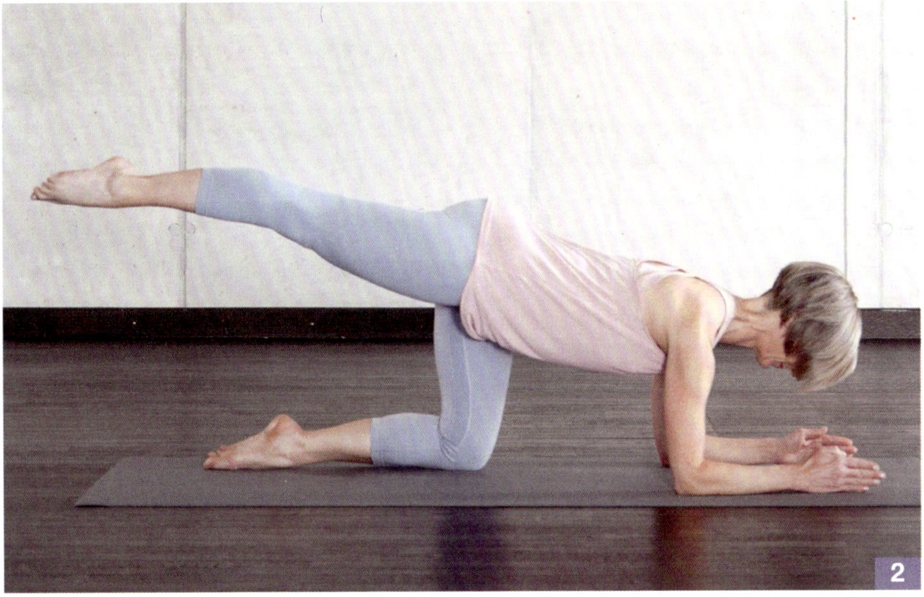

Kräftigung der ischiocruralen Muskulatur und der Gesäßmuskulatur.
Ellbogenstütz auf den Knien. Strecke nun mit dem Ausatmen im Wechsel das rechte und das linke Bein nach hinten in Verlängerung des Oberkörpers aus. Halte dein Körpergewicht während der Bewegung in der Mitte. Wiederhole diese Bewegung je Seite 8–10 Mal.

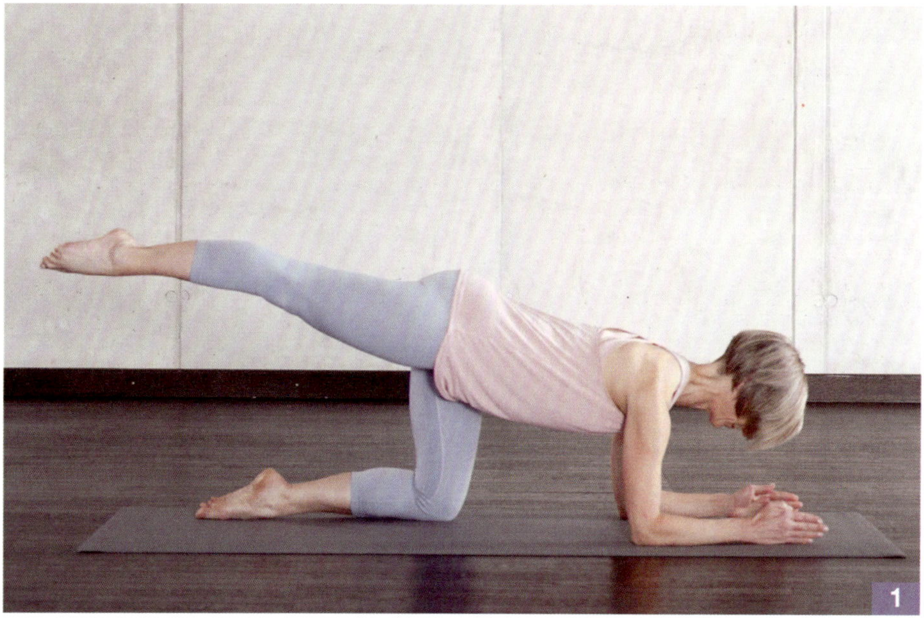

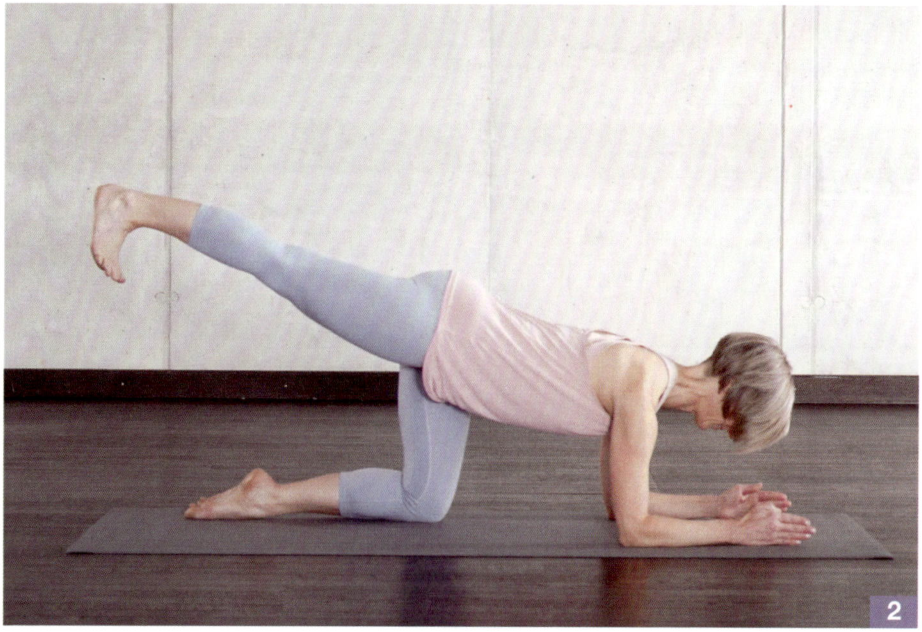

Kräftigung der ischiocruralen Muskulatur, des Beckenbodens.
Ellbogenstütz auf den Knien. Halte ein Bein gestreckt hinten in Verlängerung des Oberkörpers und bewege das Fußgelenk. Beuge und strecke den Fuß je Seite 10–20 Mal.

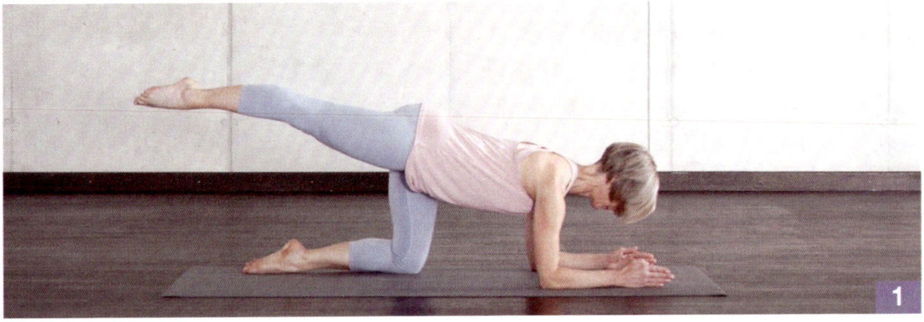

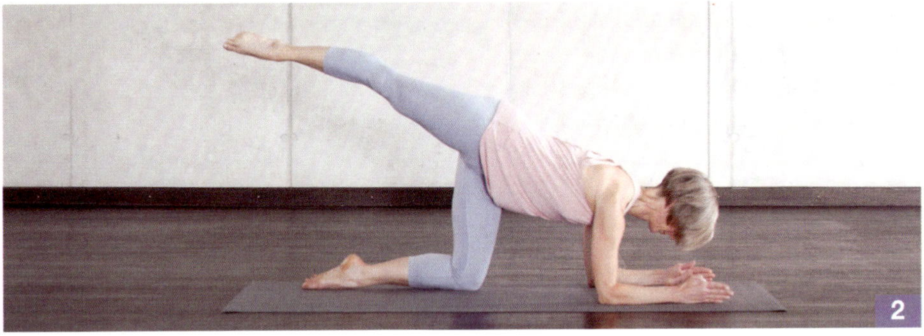

Kräftigung der tiefen Bauch- und Rückenmuskulatur, der ischiocruralen Muskulatur.
Ellbogenstütz auf den Knien. Strecke ein Bein nach hinten in Verlängerung des Oberkörpers aus. Drehe nun das Becken mit dem Einatmen auf der Seite des gestreckten Beins zur Decke auf. Mit dem Ausatmen senke das Becken zurück in die Ausgangsposition. Führe diese Bewegung 8–10 Mal je Seite aus.

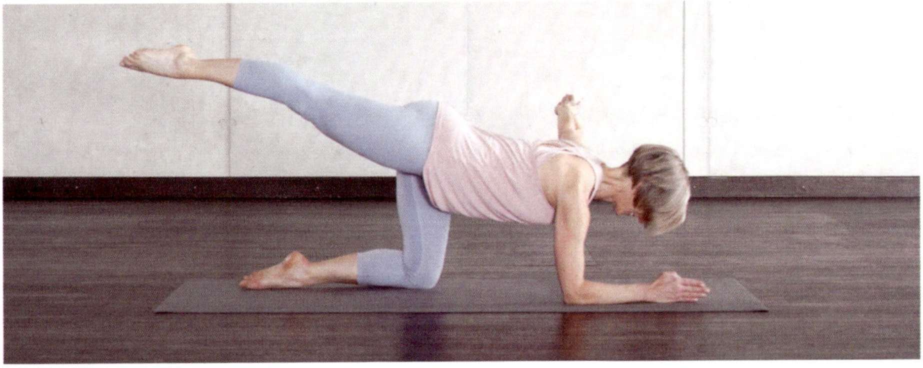

Kräftigung der tiefen Bauch- und Rückenmuskulatur, der ischiocruralen Muskulatur, Schulung der Gleichgewichtsfähigkeit.
Ellbogenstütz auf den Knien. Strecke ein Bein nach hinten in Verlängerung des Oberkörpers aus. Nun strecke den gegenüberliegenden Arm zur Seite parallel über dem Boden aus und halte diese Position je Seite 20–30 Sekunden lang.

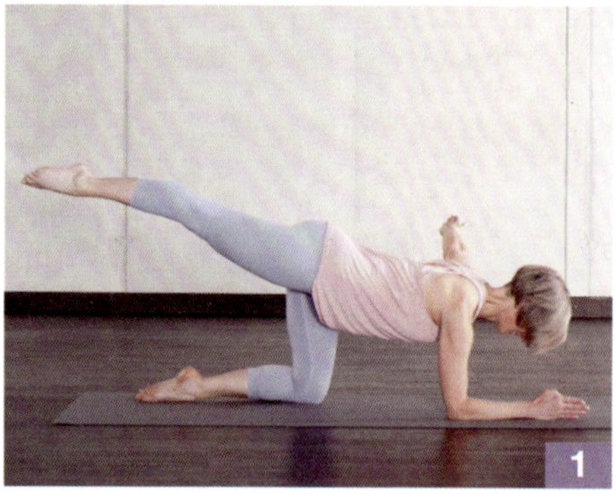

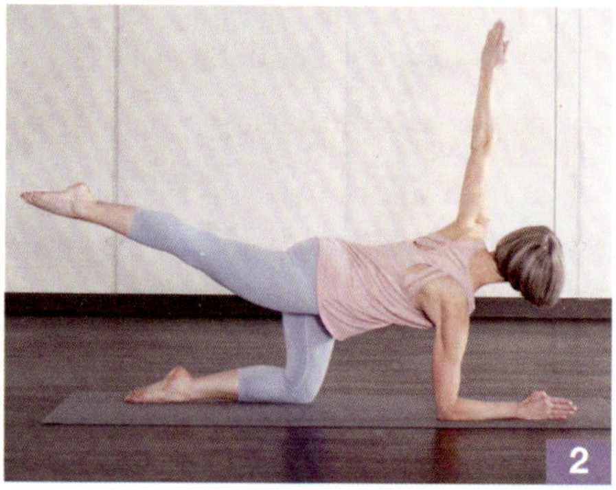

Kräftigung der tiefen Bauch- und Rückenmuskulatur, der ischiocruralen Muskulatur, Schulung der Gleichgewichtsfähigkeit.
Ellbogenstütz auf den Knien. Strecke ein Bein nach hinten in Verlängerung des Oberkörpers aus. Nun strecke den gegenüberliegenden Arm zur Seite parallel über dem Boden aus. Führe den Arm nun mit dem Einatmen in Richtung Decke, mit dem Ausatmen senke den Arm wieder zurück in die Ausgangsposition. Halte das Becken während der Übung parallel zum Boden! Wiederhole diese Bewegung je Seite 5–8 Mal.

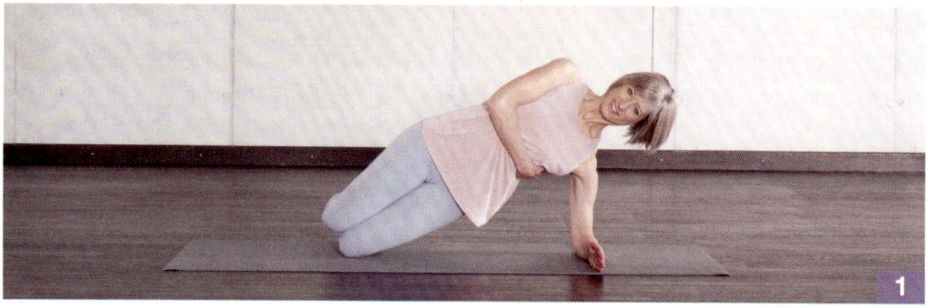

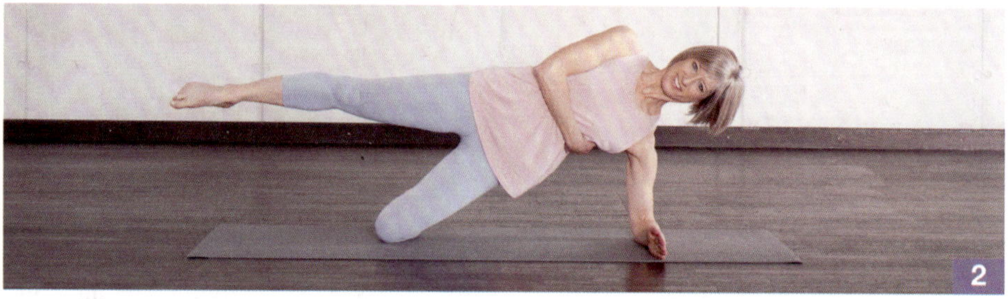

Kräftigung der seitlichen Rumpfmuskulatur.
Seitlicher Ellbogenstütz mit angewinkelten Knien. Mit der freien Hand stützt du die Rippenbögen und ziehst sie imaginär in Richtung Decke. Hebe nun das Becken ein kleines Stückchen in Richtung Decke und senke es wieder ab. Wiederhole diese Bewegung 8–10 Mal je Seite. Als Erschwerung kannst du das obere Bein ausstrecken. Der aufgestützte Ellbogen befindet sich senkrecht unter der Schulter!
TIPP: Ziehe den Unterarm etwas in Richtung Körper, dann hebst du dich aus der Schulter heraus.

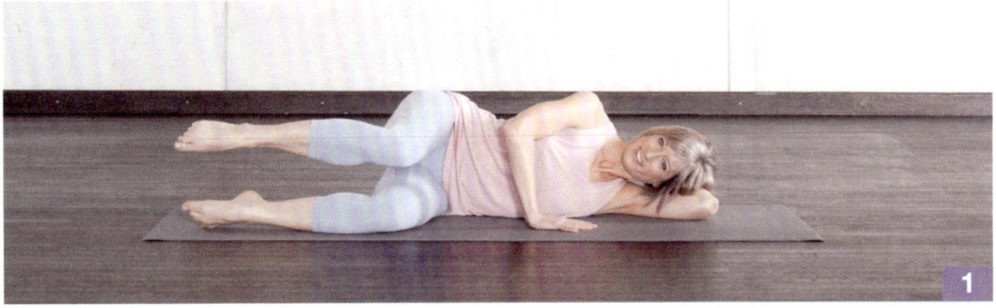

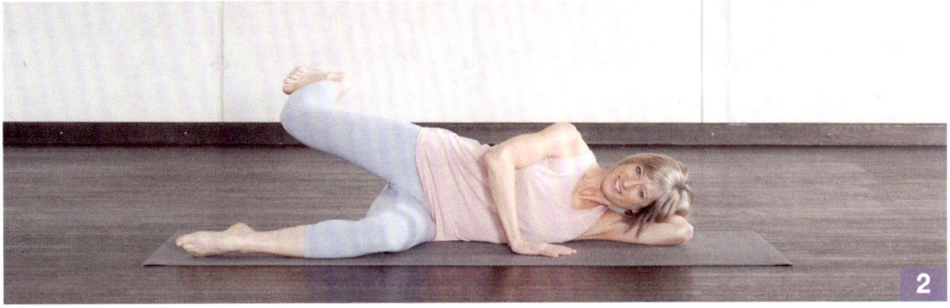

Kräftigung des Beckenbodens, der Gesäßmuskulatur.
Seitenlage mit angewinkelten Beinen. Gib mit dem Handballen der aufgestützten Hand leichten Druck in den Boden (aktiviere dadurch die Körpermitte). Schiebe nun das obere Bein rechtwinklig mit dem Ausatmen zurück (die Ferse schiebt). Mit dem Einatmen führe das Bein kraftvoll wieder nach vorne (mit gestrecktem Fuß). Wiederhole diese Bewegung 10–15 Mal je Seite.

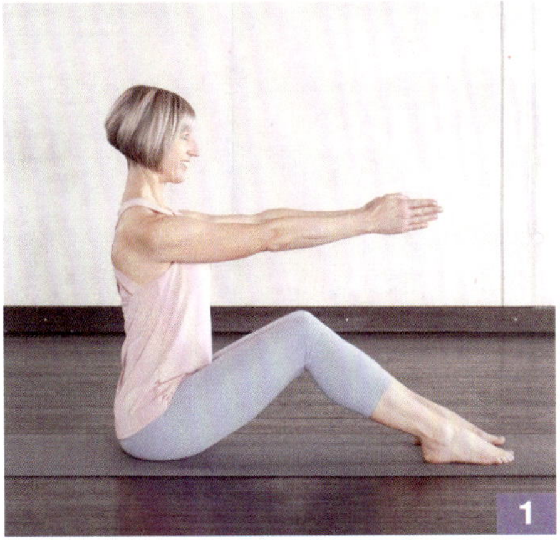

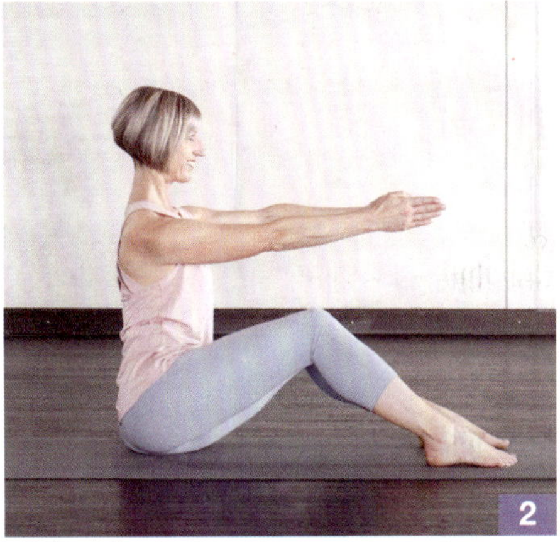

Kräftigung des Beckenbodens.
Aufrechter Sitz mit aufgestellten Beinen. Strecke beide Arme nach vorne aus. Nun hebe mit dem Ausatmen eine Gesäßhälfte vom Boden ab. Atme ein, mit dem nächsten Ausatmen hebe die andere Gesäßhälfte ab. Halte den Rücken dabei gerade! Wiederhole diese Bewegungsabfolge ca. 30 Sekunden lang.

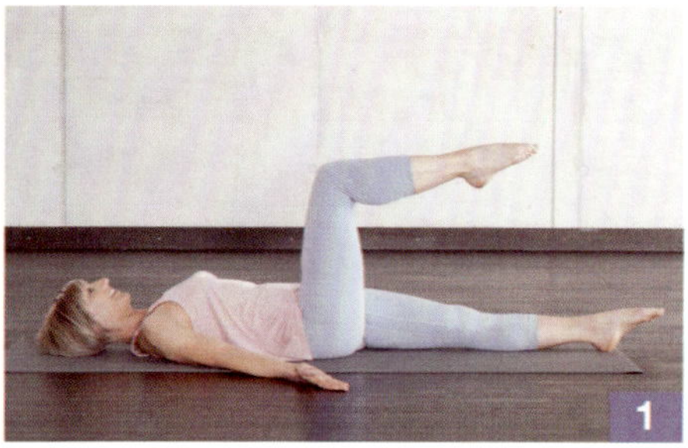

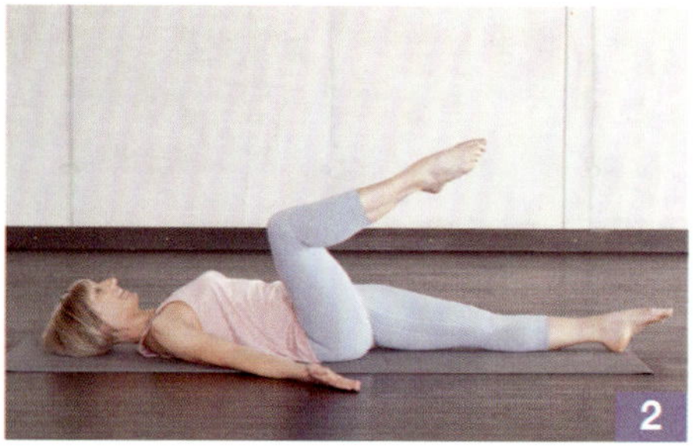

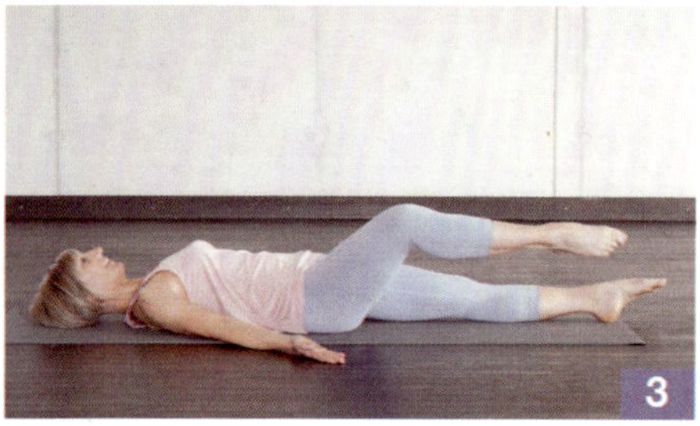

TIPP:
Dass die Wirbelsäule in ihrer neutralen Position liegt, erkennst du daran, dass das Schambein und die Beckenknochen sich auf einer Linie parallel über dem Boden befinden!

Kräftigung des tiefen queren Bauchmuskels und des Beckenbodens.
Rückenlage. Hebe ein Bein rechtwinklig vom Boden ab. Achte dabei darauf, dass die Wirbelsäule in ihrer neutralen Position (doppelten S-Krümmung) liegen bleibt. Führe nun mit dem angehobenen Knie kleine Kreise aus. Führe das Bein mit dem Ausatmen nach außen, mit dem Einatmen nach innen. Führe je Bein 10–15 Wiederholungen durch.

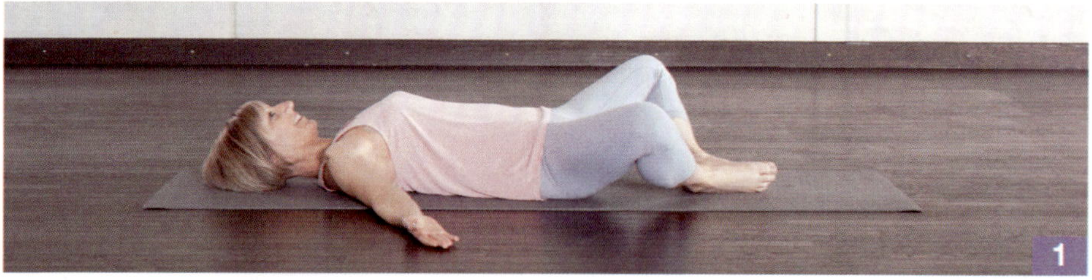

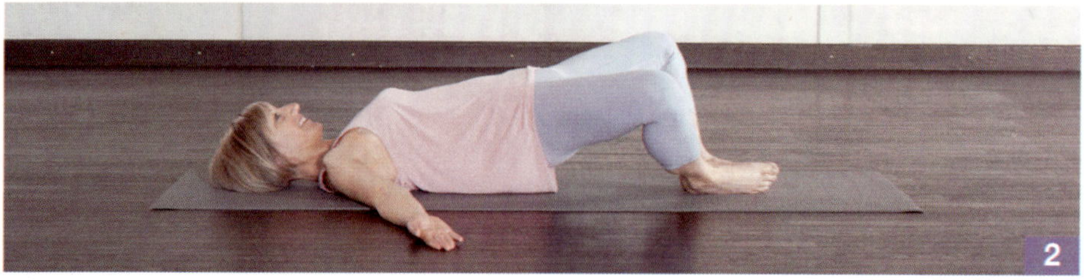

Kräftigung der ischiocruralen Muskulatur.
Rückenlage mit aufgestellten Beinen. Drücke die Fußsohlen aneinander und lass die Knie nach außen fallen. Nun hebe und senke das Becken 20–30 Mal.

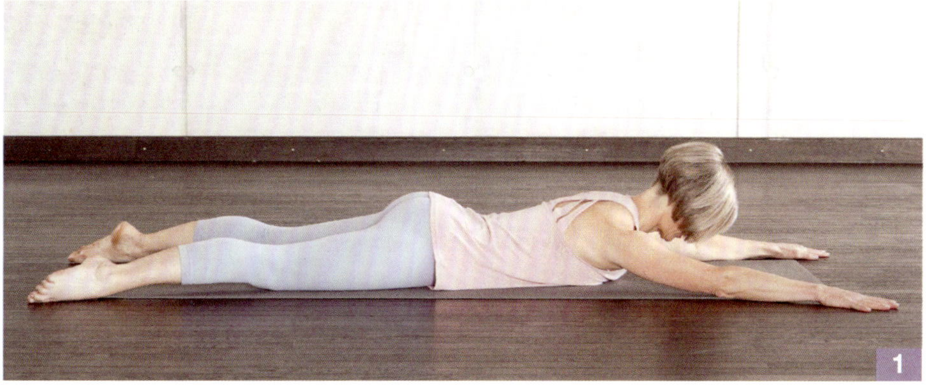

1

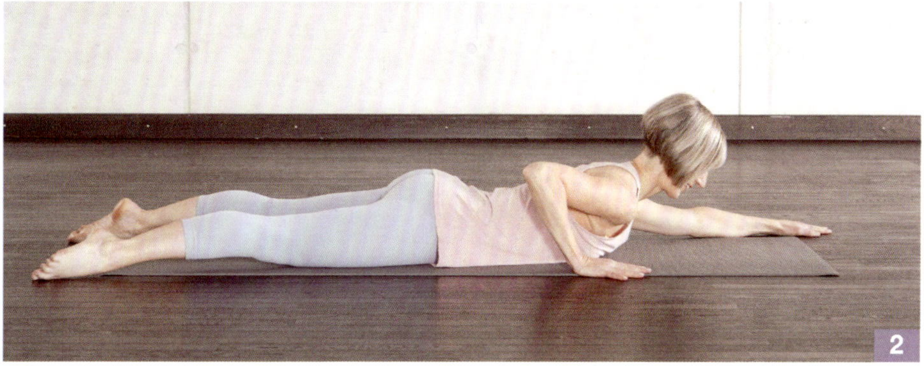

2

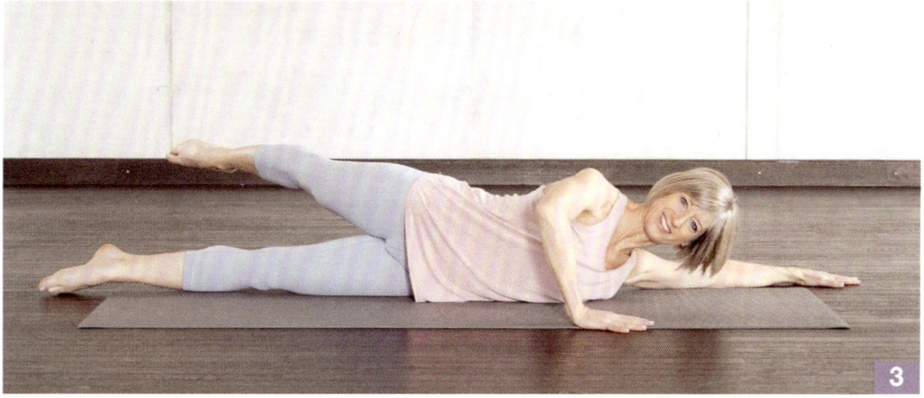

3

Mobilisation der Wirbelsäule.

Bauchlage. Lege dich in einem großen X auf den Bauch. Das heißt, die Arme und Beine leicht geöffnet von dir weg strecken. Beuge nun den rechten Arm und drücke dabei den Oberkörper mit der Hand etwas nach oben. Gleichzeitig hebst du das rechte Bein gestreckt an und führst es in Richtung Boden über das andere Bein hinweg. Komme wieder zurück in die Ausgangsposition und wiederhole die Bewegung mit der anderen Seite. Wiederhole diese Abfolge je Seite 8–10 Mal.

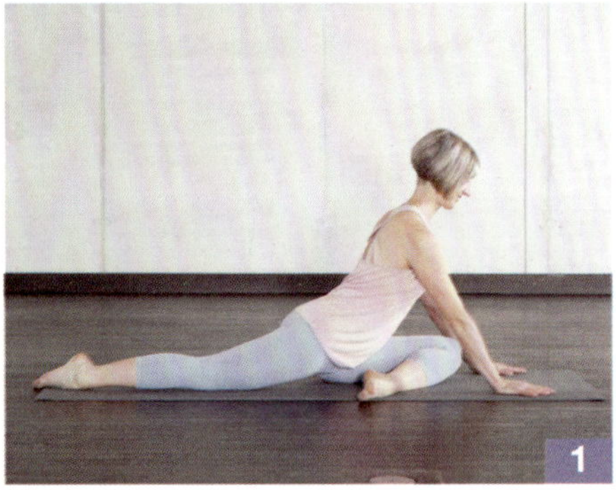

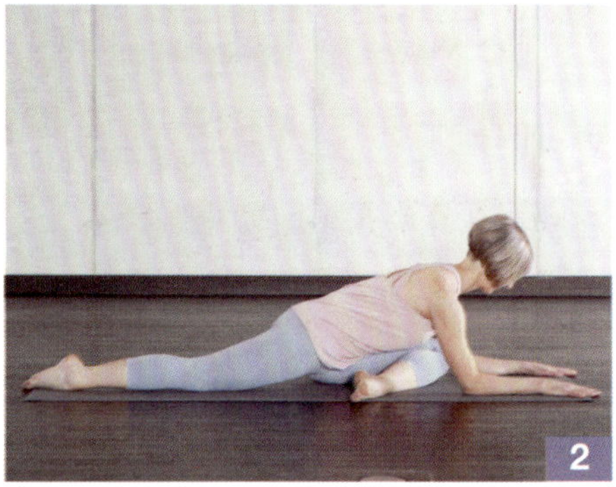

Dehnung des Piriformis und Psoas.

Ellbogenstütz mit ausgestreckten Beinen. Winkel nun ein Bein nach vorne an (je größer der Kniewinkel ist, umso anspruchsvoller ist die Dehnung). Halte das Becken parallel zum Boden und lasse den Oberkörper in Richtung Boden absinken. Halte diese Position je Seite für 30–60 Sekunden und versuche immer tiefer in die Entspannung hinein zu sinken.

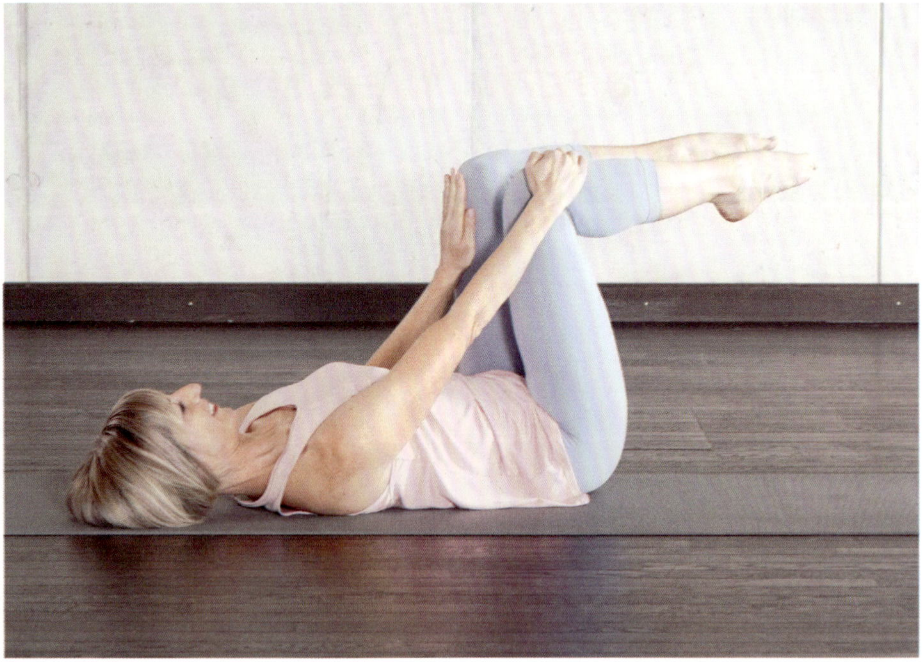

Kräftigung des M. transversus

Rückenlage. Hebe beide Beine angewinkelt vom Boden ab. Drücke nun eine Hand von vorne gegen den Oberschenkel, die andere Hand zieht das andere Bein knapp unter dem Knie heran. Dabei bleiben die Oberschenkel auf der selben Stelle. Drücke und ziehe mit dem Ausatmen, löse und atme ein. Wiederhole diese Übung je Seite 6–8 Mal.

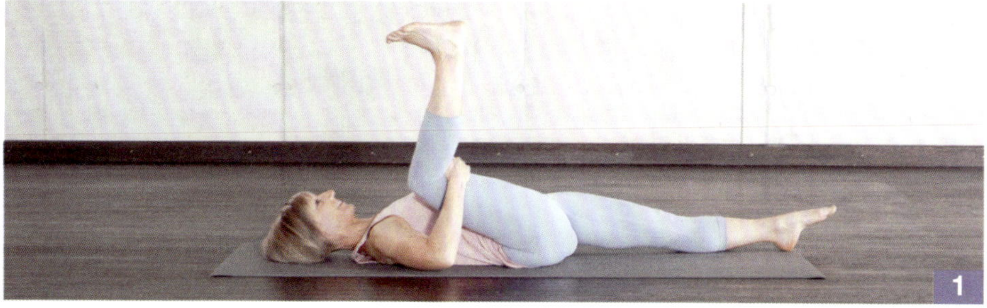

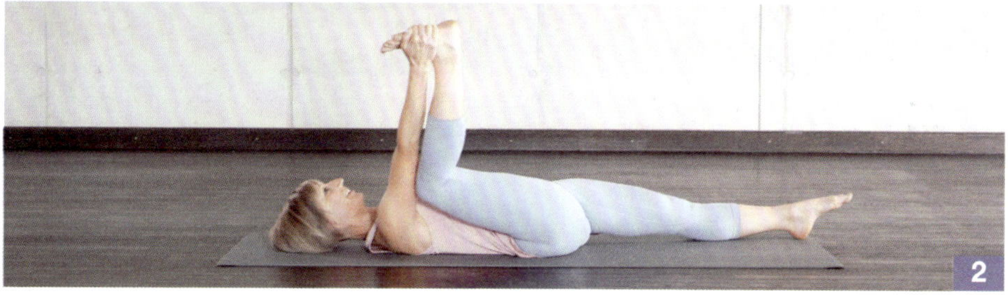

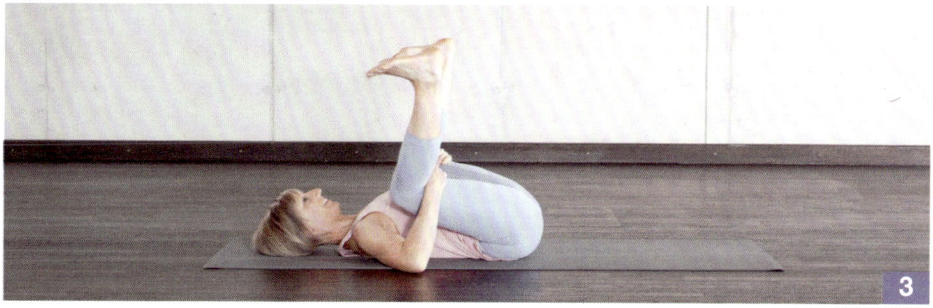

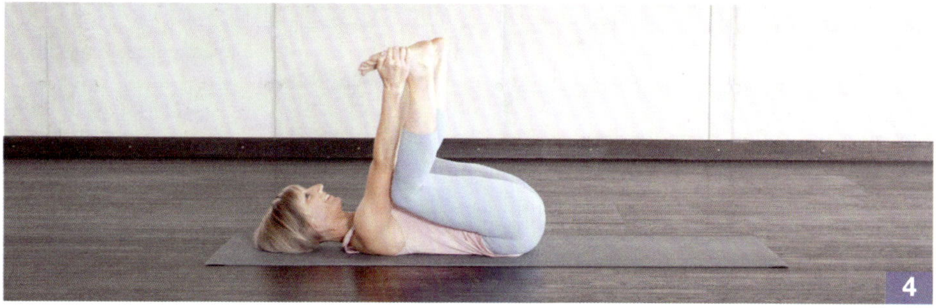

Dehnung des Psoas.

Rückenlage. Hebe ein Bein an und fasse den Oberschenkel von außen. Ziehe nun das angewinkelte Bein neben deinem Körper in Richtung Boden. Der Unterschenkel zeigt dabei senkrecht in Richtung Decke. Alternativ kannst du den Fuß auch von außen mit deiner Hand fassen, oder gleichzeitig beide Beine heran ziehen. Halte diese Position für ca. 1 Minute je Seite.

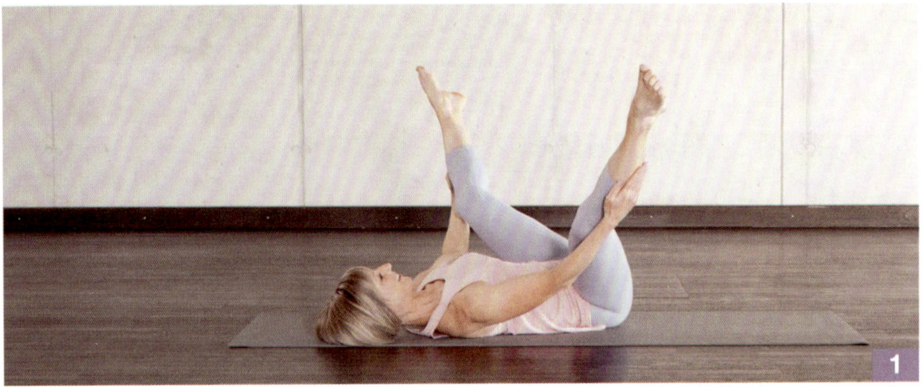
1

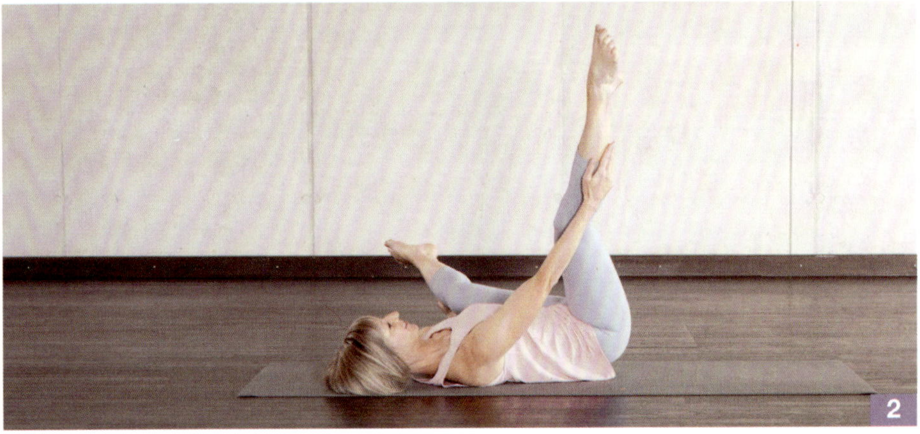
2

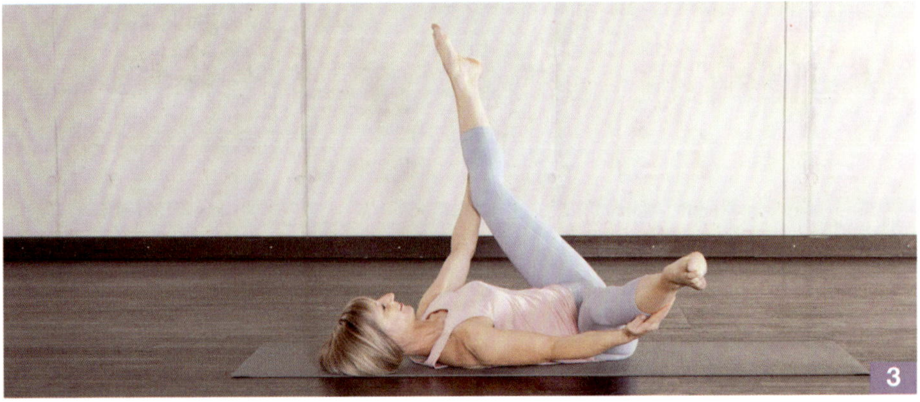
3

Massage des unteren Rückens.

Rückenlage. Strecke beide Beine in Richtung Decke und öffne sie. Die Knie dabei gebeugt halten. Nun stütze die Ober- oder Unterschenkel von außen und schaukle das Becken sanft von rechts nach links. Genieße diese Bewegung ca. 1 Minute lang.

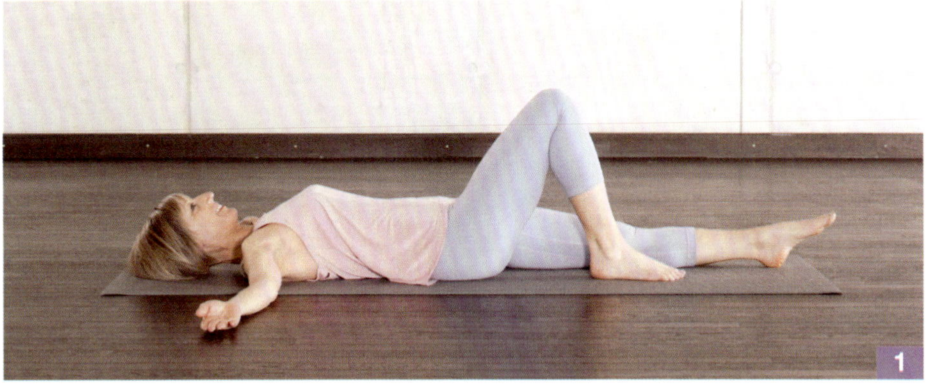

1

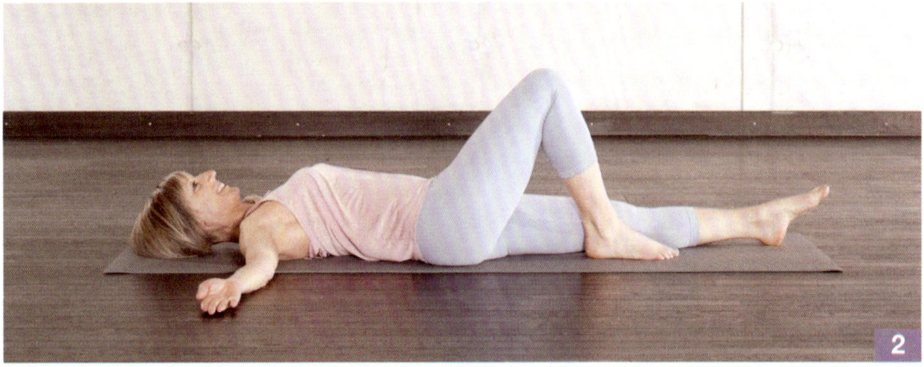

2

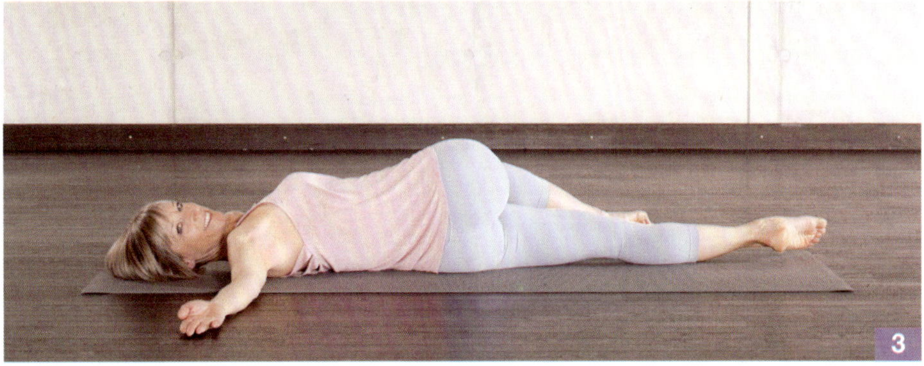

3

Mobilisation der Wirbelsäule.

Rückenlage. Stelle das rechte Bein auf und gib Druck mit der Fußsohle auf den Boden. Nun kannst du das Becken leicht abheben und ein kleines Stück weiter rechts ablegen. Jetzt das rechte Bein abheben und über das andere Bein kreuzen. Drehe den Kopf zur Gegenseite. Schmelze in diese Position ca. 1 Minute lang hinein. Du darfst die Höhe des Knies auch immer Mal wieder variieren. Löse dann die Drehung wieder auf und spüre kurz in deinen Körper hinein. Wie fühlen sich die Seiten im Vergleich jetzt an? Dann wechsel die Seite.

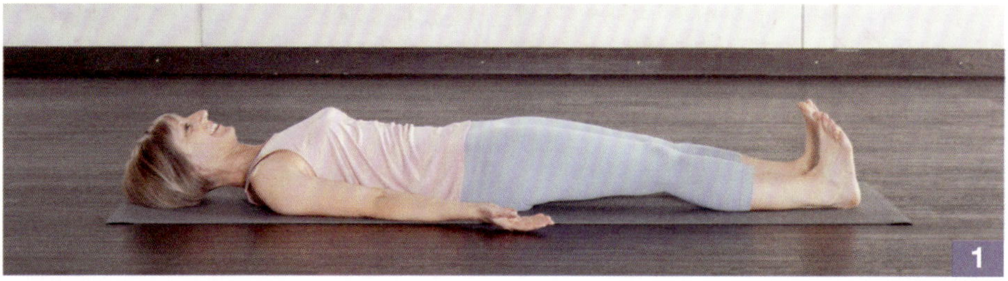

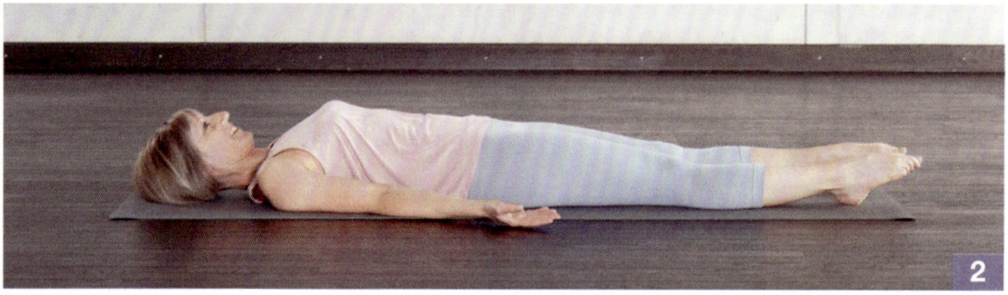

Aktivieren der Faszienrezeptoren, Lockerung des gesamten Körpers.
Rückenlage. Strecke beide Beine aus. Lass deinen Körper völlig entspannt liegen. Nun fixiere deine Fersen und bewege die Fußspitzen leicht vor und zurück. Das machst du so lange bis dein ganzer Körper in ein sanftes Schwingen gerät. Führe diese Bewegung ca. 30 Sekunden lang aus. Danach lohnt es sich noch einmal ruhig dazuliegen und nachzuspüren. Vibriert jetzt der ganze Körper?

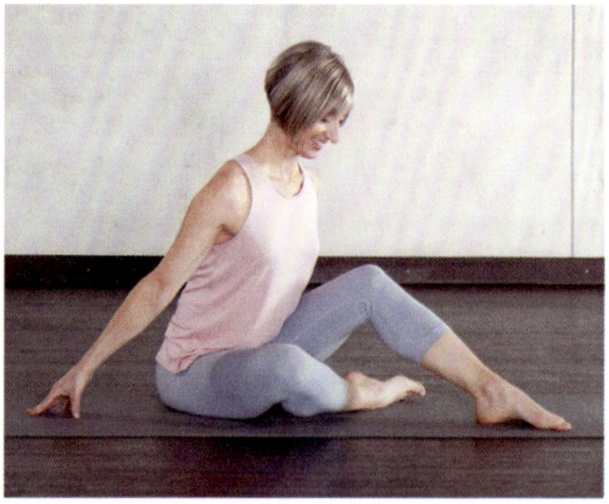

Dehnung des Piriformis.
Sitz mit aufgestellten Beinen. Kreuze ein Bein unter das andere und neige den Oberkörper ganz gerade ein kleines Stück nach vorne. Stütze dich mit den Händen hinter deinem Körper ab. Halte diese Position je Seite für ca. 30 Sekunden.

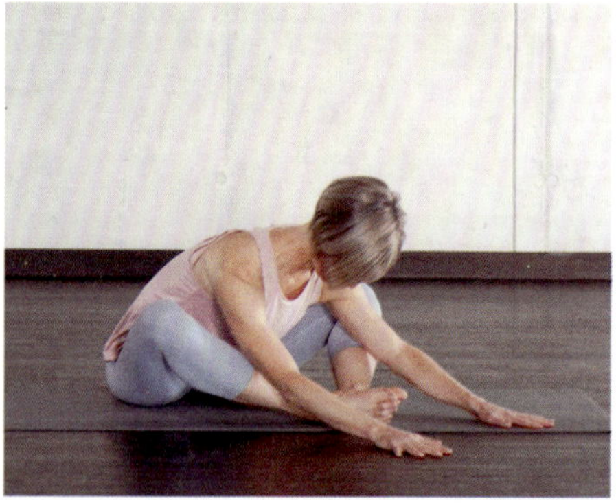

Dehnung des unteren Rückens und der Hüftmuskulatur.
Sitz mit aufgestellten Beinen. Schließe deine Fußsohlen und lasse die Knie nach außen fallen. Nun kannst du den Oberkörper etwas nach vorne neigen. Strecke beide Arme nach vorne aus und schmelze mit jedem Ausatmen für 30–60 Sekunden tiefer in Richtung Boden.

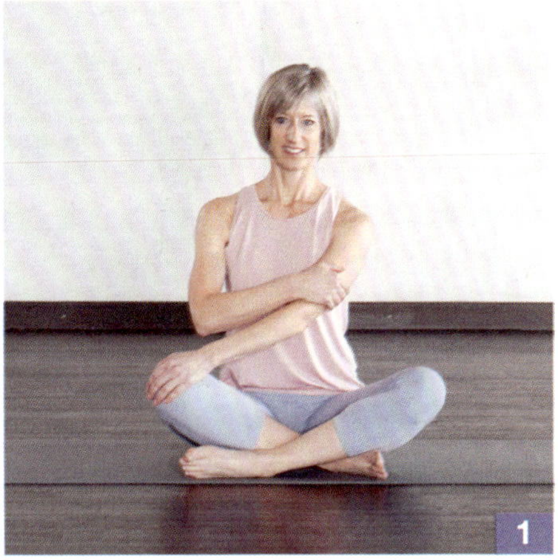

1

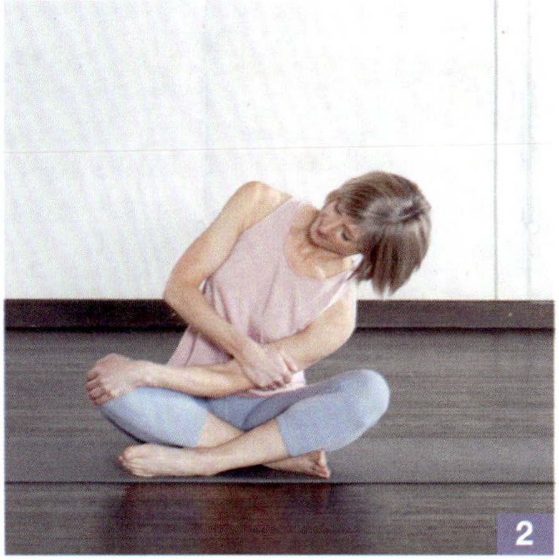

2

Dehnung der Rückenmuskulatur.
Schneidersitz. Fasse mit einer Hand das gegenüberliegende Knie, die andere Hand fasst den Oberarm. Versuche nun mit jedem Ausatmen mit der Schulter etwas tiefer in Richtung Knie abzusinken. Schmelze je Seite für ca. 30 Sekunden immer tiefer in diese Position hinein.

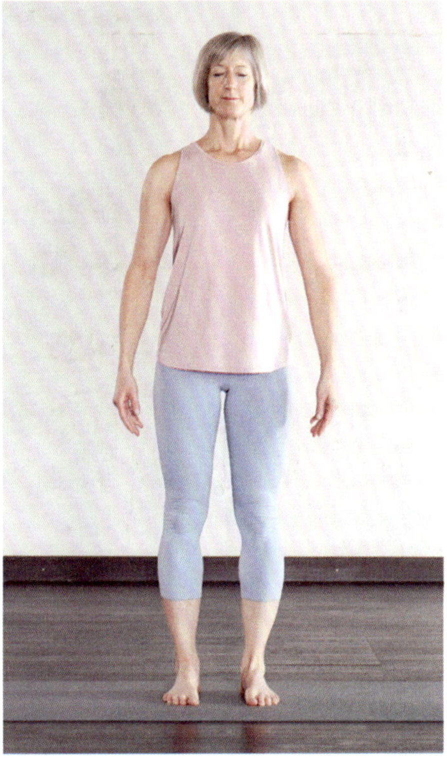

‹ Wahrnehmung.
Aufrechter Stand. Schließe deine Augen und spüre nach. Wie stabil bist du jetzt? Wie verwurzelt fühlst du dich jetzt? Stehst du jetzt aufrecht?

3. Oberer Rücken

TEST: Myofasziale Rückenlinie. (Durch Dehnung der Rückenlinie mehr Elastizität in der gesamten Rückseite)

1. Aufrechter Stand (Bild 1 und 2). Drehe den Kopf von rechts nach links und merke dir den IST-Zustand. Wie weit funktioniert die Kopf-Rotation nach rechts und links?

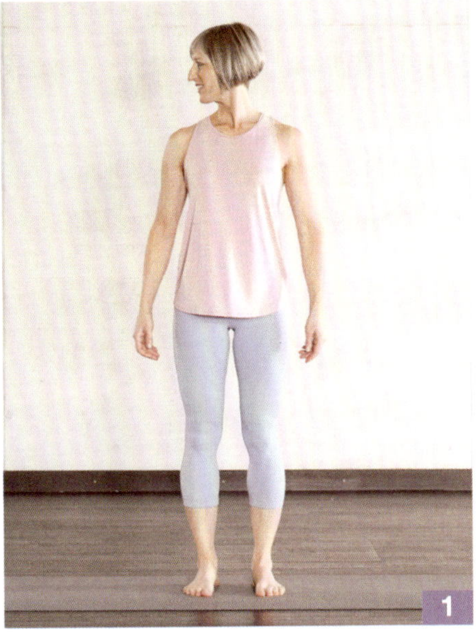
1

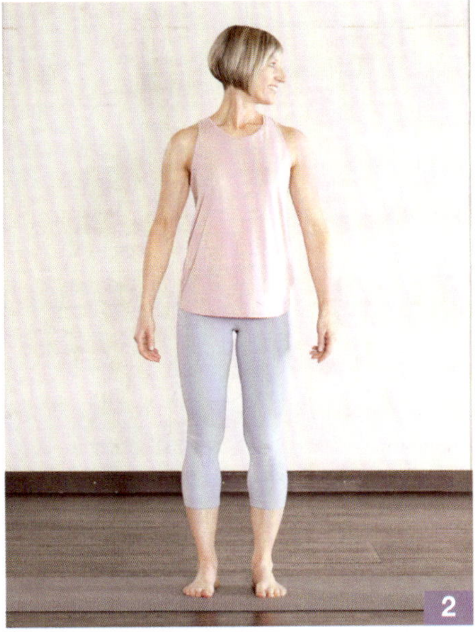
2

2. Fersen Walk (Bild 3): Strecke nun deine Knie und gehe ca. 3 Minuten lang auf den Fersen durch den Raum. Hebe dein Brustbein und richte den Blick in den Horizont!

3. Vergleich Kopfdrehung nachher: Wie weit kannst du jetzt den Kopf nach rechts und links drehen? Hat sich dein Radius vergrößert?

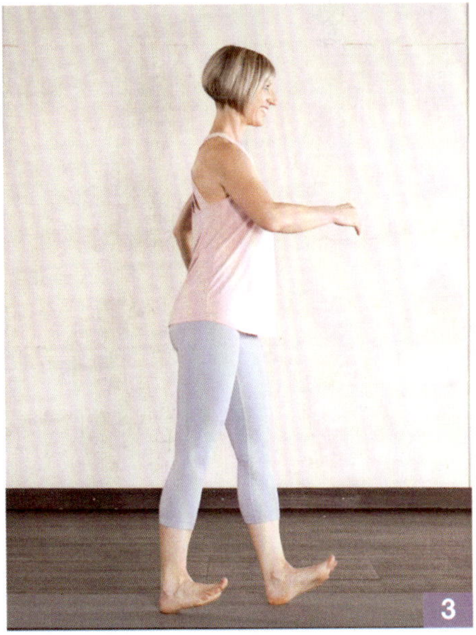
3

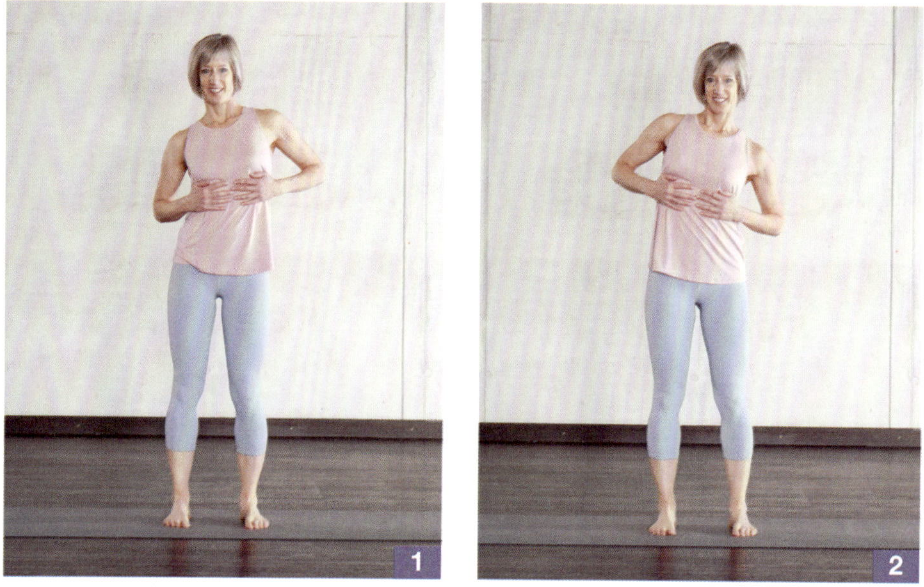

Mobilisation der Brustwirbelsäule.
Aufrechter Stand. Fasse mit beiden Händen an deine Rippenbögen und zeichne mit dem Brustkorb eine liegende 8. Halte das Becken dabei ruhig und stabil! Wiederhole diese Bewegung für ca. 30 Sekunden.

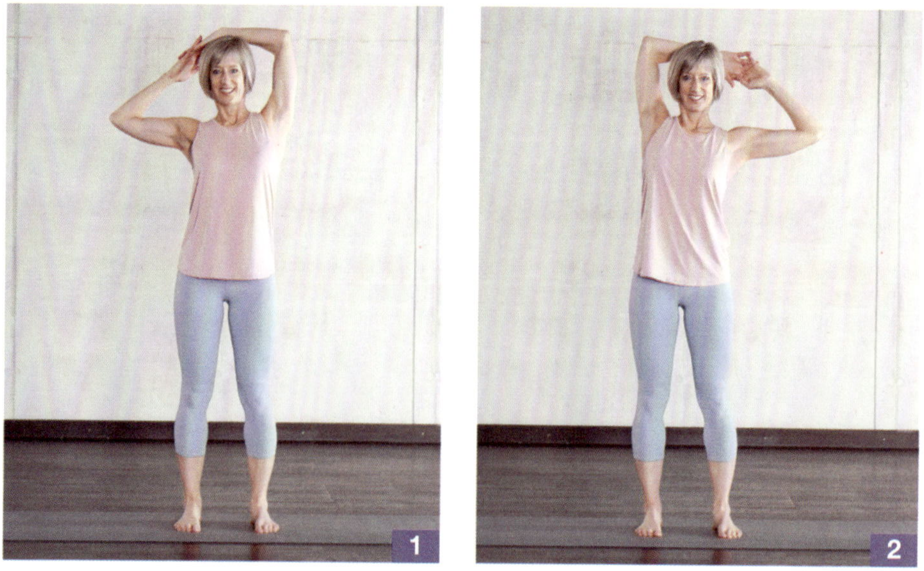

Mobilisation der Schultergelenke, des Schultergürtels.
Aufrechter Stand. Verklinke alle Finger ineinander und kreise wie ein Satellit mit den Händen um den Kopf. Kreise 8–10 Mal in die eine, dann in die andere Richtung.

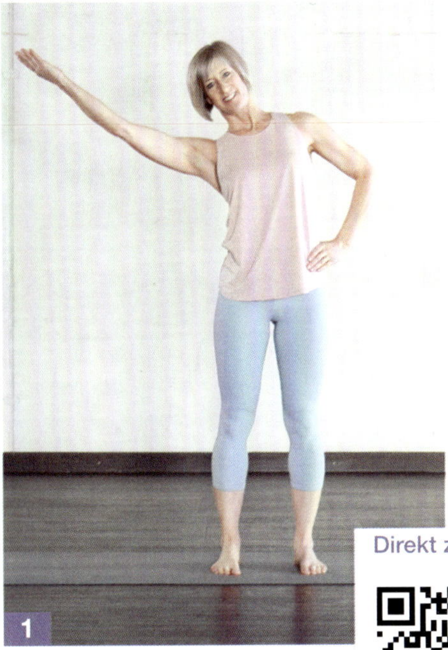

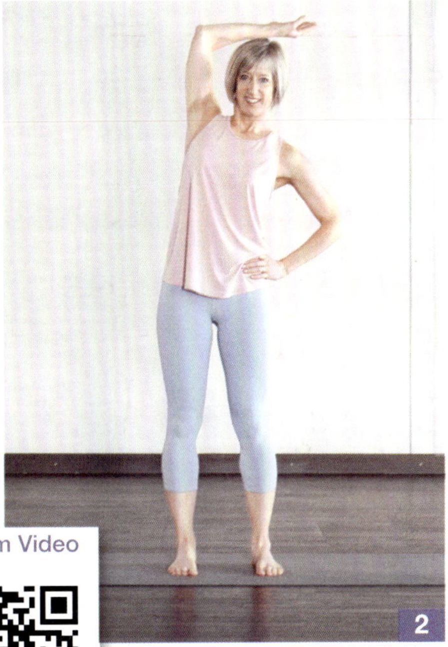

Direkt zum Video

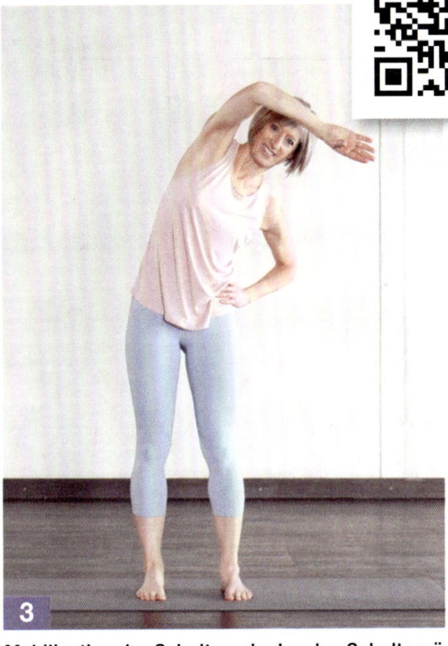

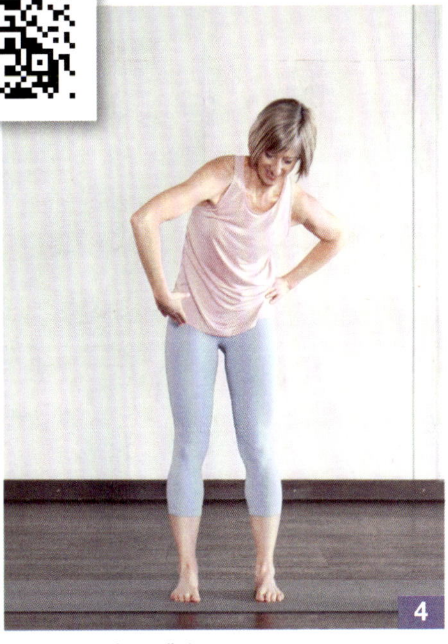

Mobilisation der Schultergelenke, des Schultergürtels, der Brustwirbelsäule.
Aufrechter Stand. Zeichne mit einer Hand eine stehende 8 über Kopf und vor dem Körper. Stelle dir vor, du balancierst eine Tasse in deiner Hand. Wiederhole diese Bewegung je Seite 6–8 Mal.

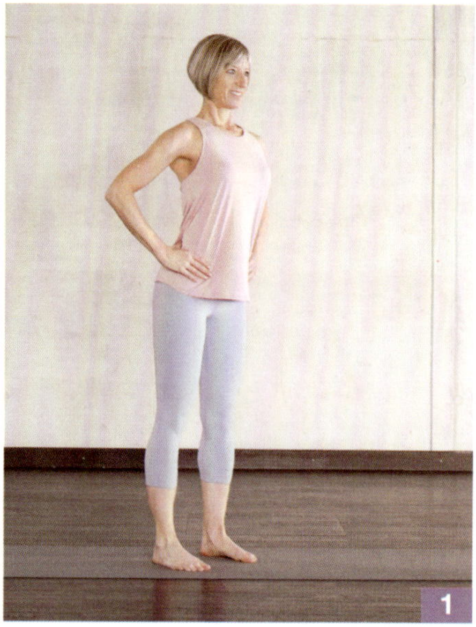

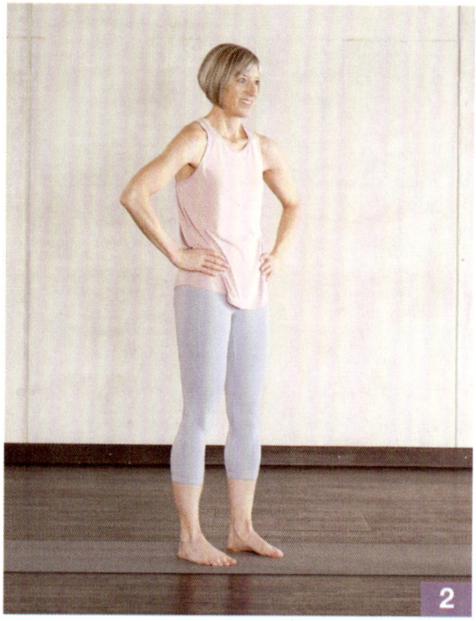

Mobilisation der Brustwirbelsäule.
Aufrechter Stand. Stütze beide Hände in die Hüften, um das Becken zu kontrollieren. Nun schiebe das Brustbein nach vorne und nach hinten. Wiederhole diese Bewegung 8–10 Mal. Halte das Becken stabil!

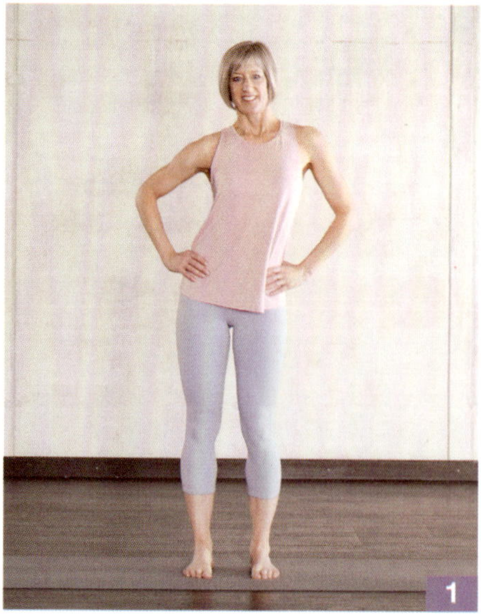

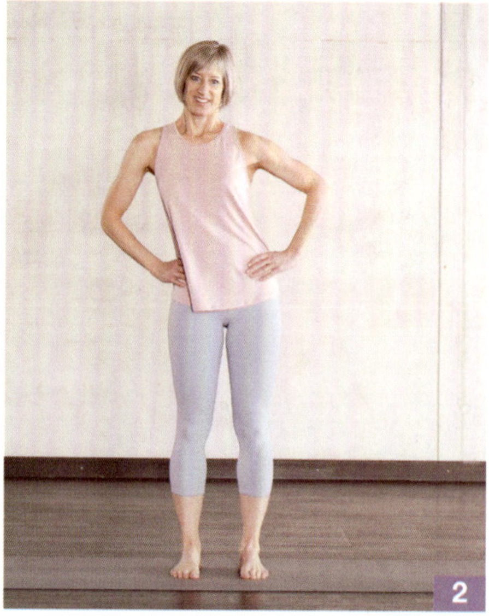

Mobilisation der Brustwirbelsäule.
Aufrechter Stand. Stütze beide Hände in die Hüften, um das Becken zu kontrollieren. Nun schiebe das Brustbein nach rechts und links. Wiederhole diese Bewegung 8–10 Mal. Halte das Becken stabil!

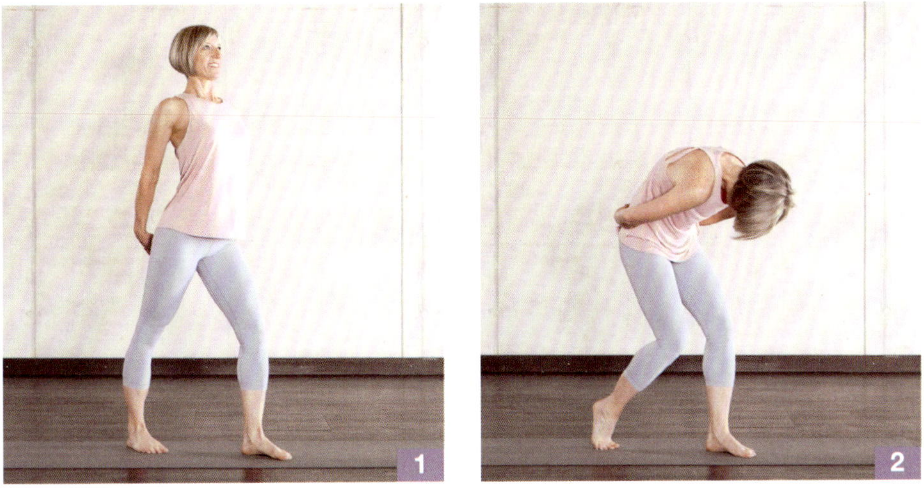

Mobilisation der Brustwirbelsäule, der Schultergelenke, der Fußgelenke. Dehnung der myofaszialen Frontal- und Rückenlinie.

Schrittstellung. Verklinke beide Hände hinter dem Körper und hebe mit dem Einatmen dein Brustbein. Strecke dabei das hintere Bein. Nun atme aus und beuge das hintere Knie, lass die Ellbogen nach vorne fallen und bewege dein Brustbein in Richtung Boden. Wiederhole diese Bewegungsabfolge 6–8 Mal je Seite.

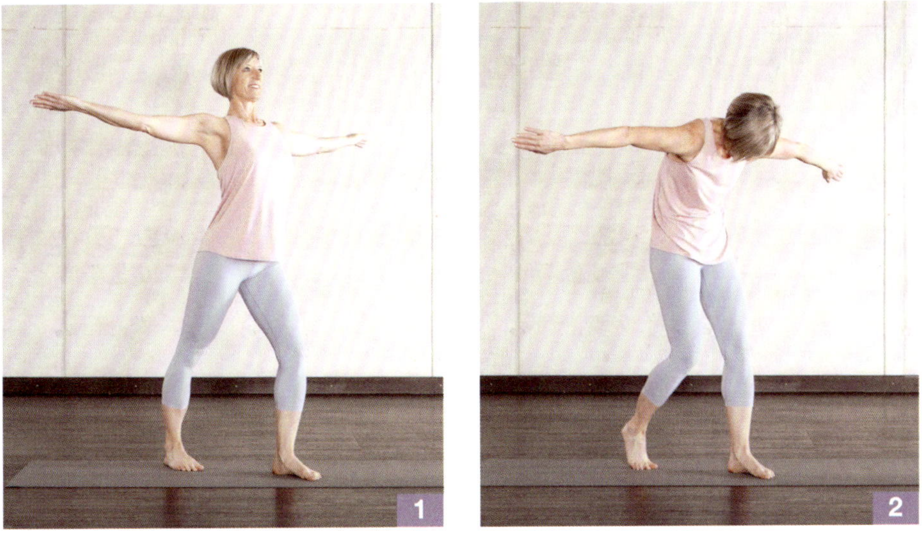

Mobilisation der Brustwirbelsäule.

Schrittstellung. Strecke beide Arme zur Seite aus. Die Handflächen zeigen in Richtung Decke, atme ein und richte das Brustbein auf. Mit dem Ausatmen drehe die Handflächen in Richtung Boden und senke das Brustbein. Wiederhole diese Bewegungsabfolge 6–8 Mal.

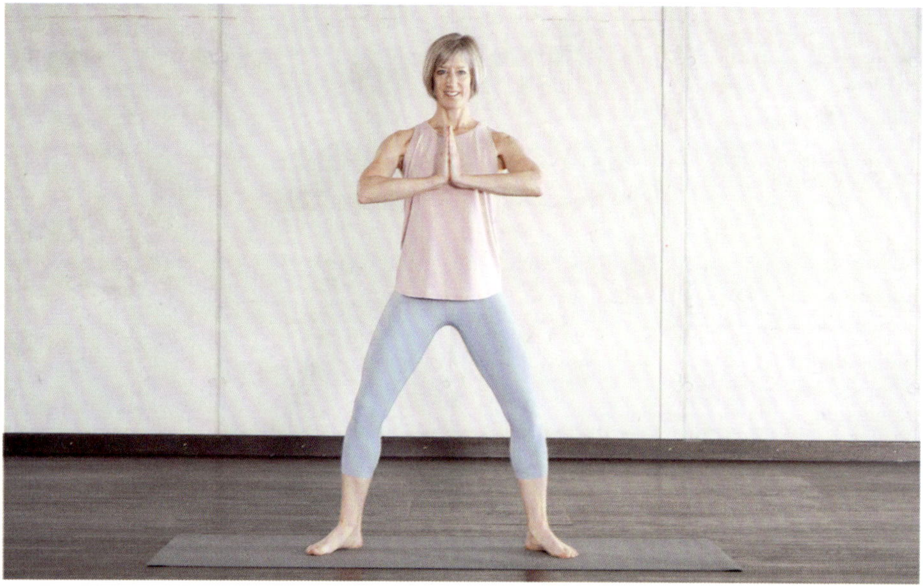

Rumpf-Stabilisation.
Grätschstand. Schließe beide Hände vor dem Brustbein und führe mit den Händen kleine schnelle Schüttelbewegungen nach rechts und links aus. Wiederhole diese Schüttelungen ca. 20 Sekunden lang, dann eine kurze Pause und noch einmal wiederholen.

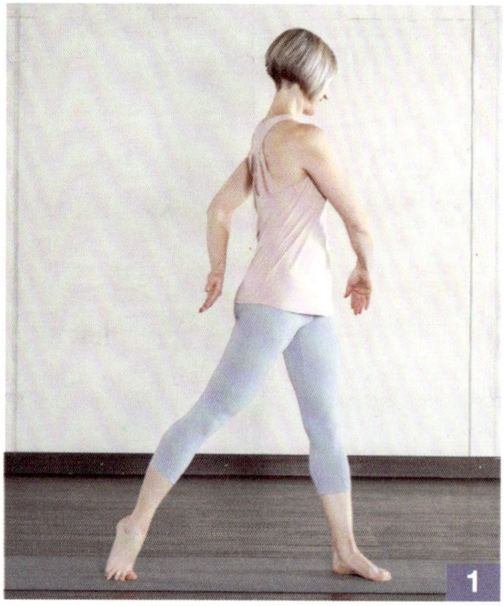

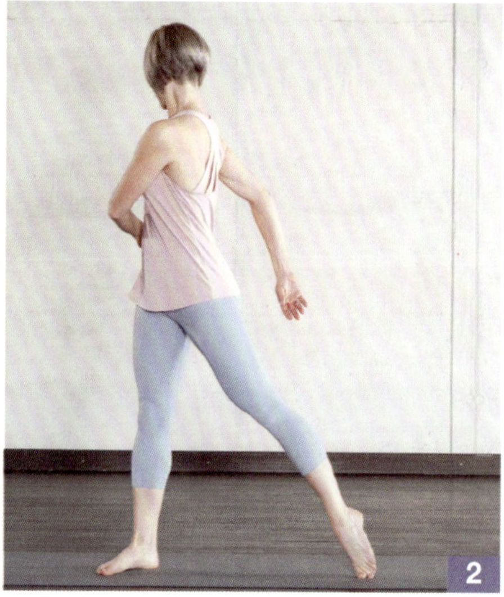

Mobilisation der Wirbelsäule, der Hüftgelenke, der Fußgelenke.
Grätschstand. Verlagere dein Körpergewicht von rechts nach links und schwinge dabei beide Arme locker von der einen zur anderen Seite. Wiederhole diese Bewegung für 1–2 Minuten.

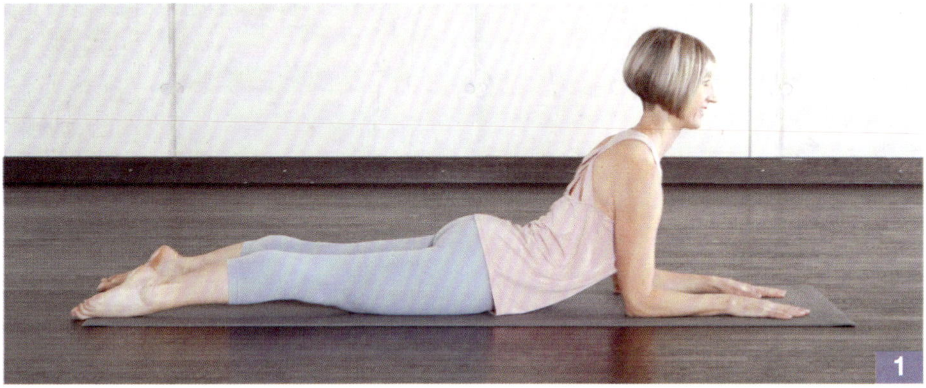

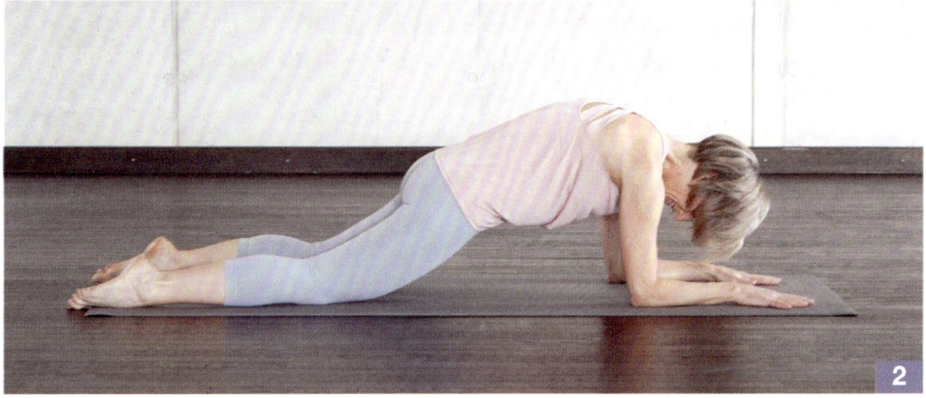

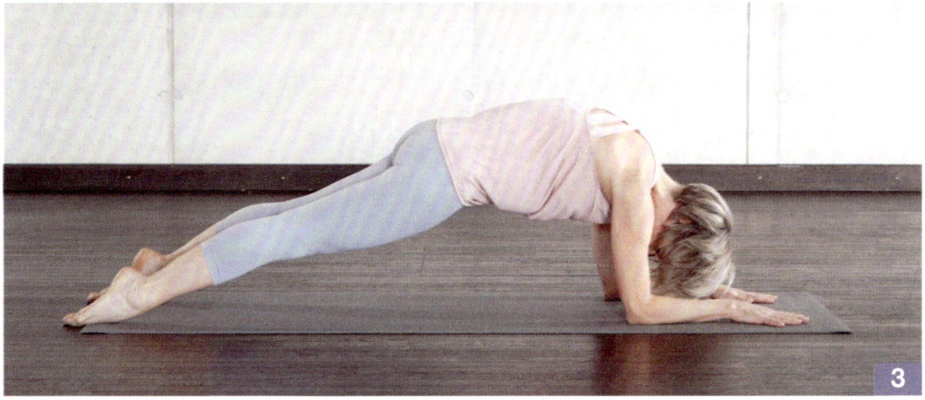

Kräftigung der Rücken- und Bauchmuskulatur.
Bauchlage mit aufgestellten Ellenbogen. Hebe dein Brustbein mit dem Einatmen in Richtung Decke, mit dem Ausatmen senke es wieder und richte den Blick in Richtung Bauchnabel. Als Steigerung kannst du beim Ausatmen die Knie vom Boden abheben. Wiederhole diese Bewegungsabfolge 8–10 Mal.

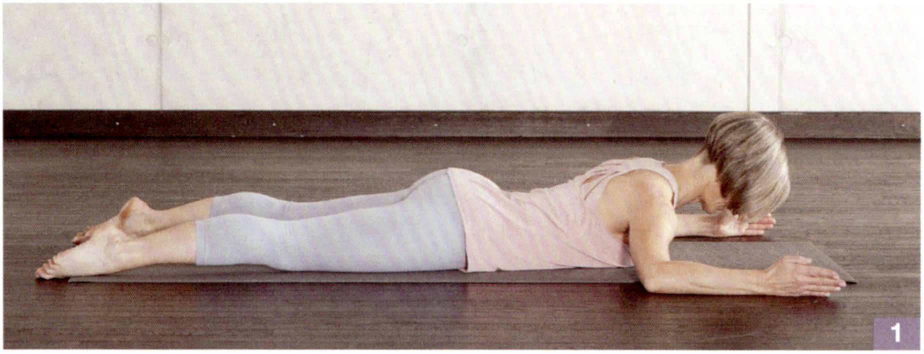

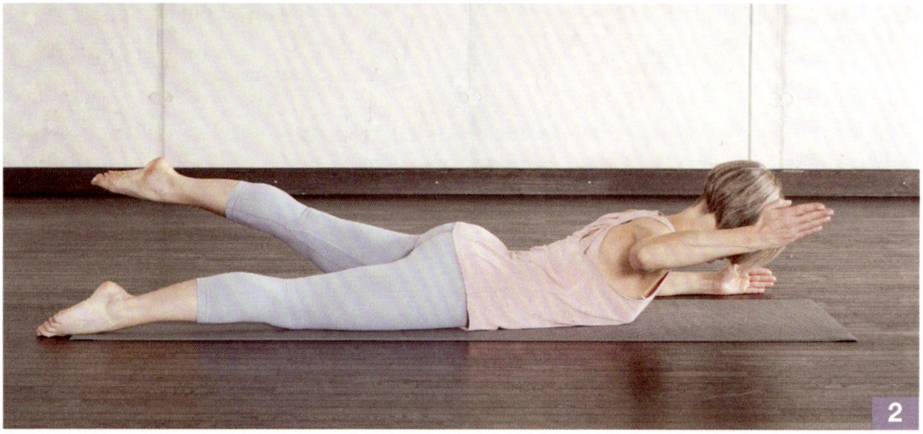

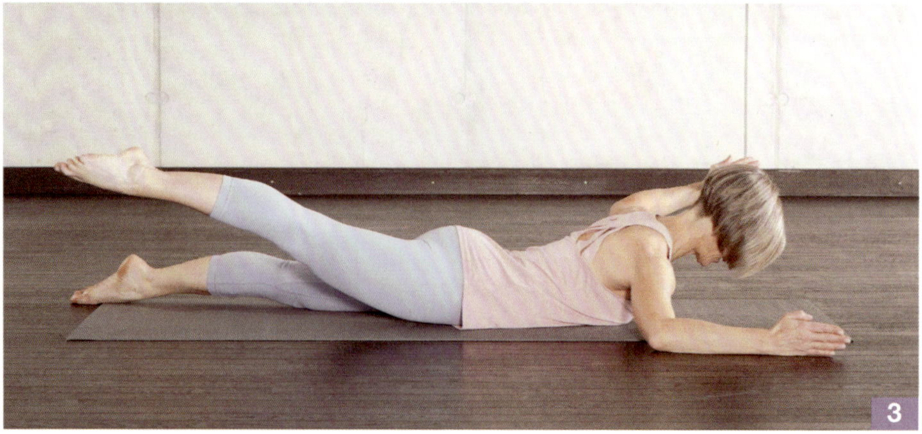

Kräftigung der Rückenmuskulatur.

Bauchlage. Lege deine Arme rechtwinklig neben deinem Körper ab. Nun hebe einen Arm, gleichzeitig das gegenüberliegende Bein und senke es wieder. Denke dabei an die Länge, nicht an die Höhe! Wiederhole diese Bewegungsabfolge 8–10 Mal.

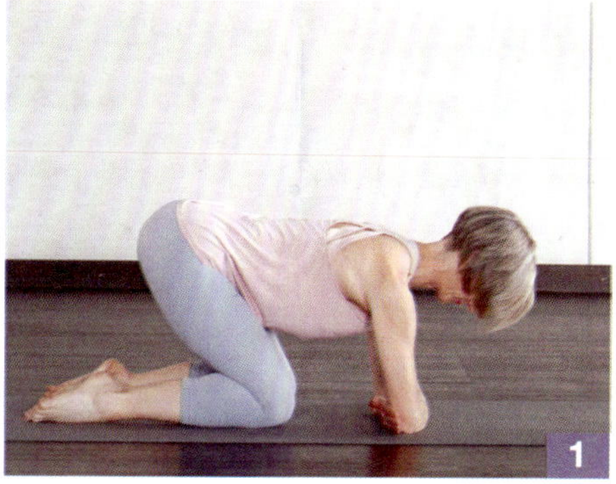

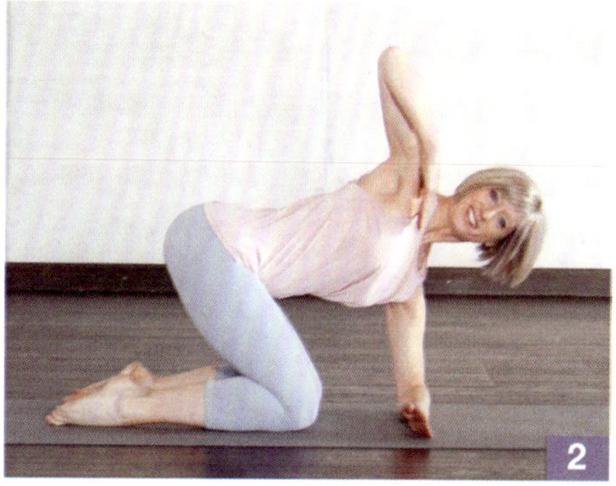

Mobilisation der Brustwirbelsäule.
Kniestand mit aufgestützten Ellbogen. Setze dein Gesäß leicht nach hinten unten ab und lege die Unterarme voreinander. Atme ein und öffne einen Ellbogen in Richtung Decke, atme aus und komme zurück in die Ausgangsposition. Wechsle nun die Seite. Als Steigerung kannst du den Arm auch in Richtung Decke strecken. Wiederhole diese Bewegung je Seite 6–8 Mal.

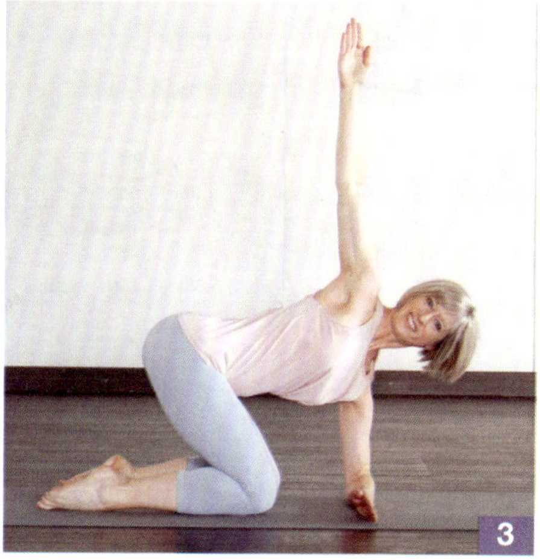

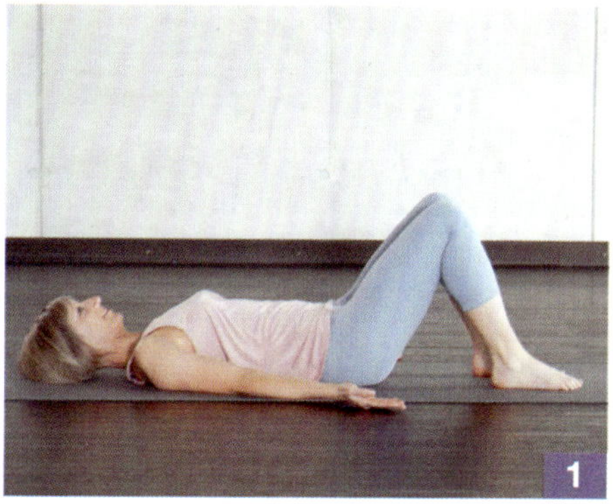

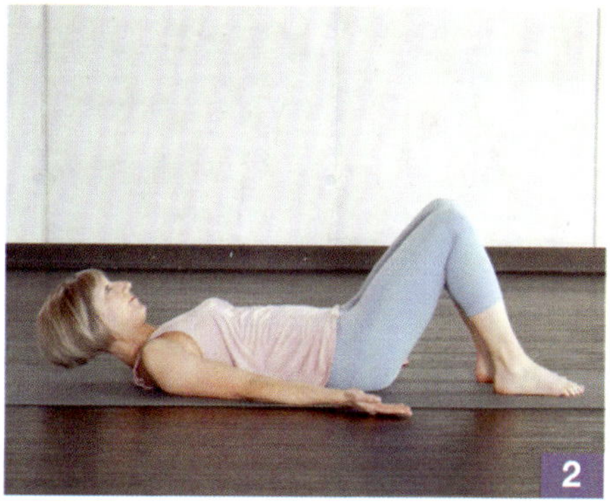

Kräftigung der vorderen Halsmuskulatur.
Rückenlage mit aufgestellten Beinen. Nimm das Kinn etwas zurück zu einem leichten „Doppelkinn" und hebe den Kopf mit dem Ausatmen vom Boden ab. Atme ein und senke den Kopf wieder. Wiederhole diese Bewegung 8–10 Mal.

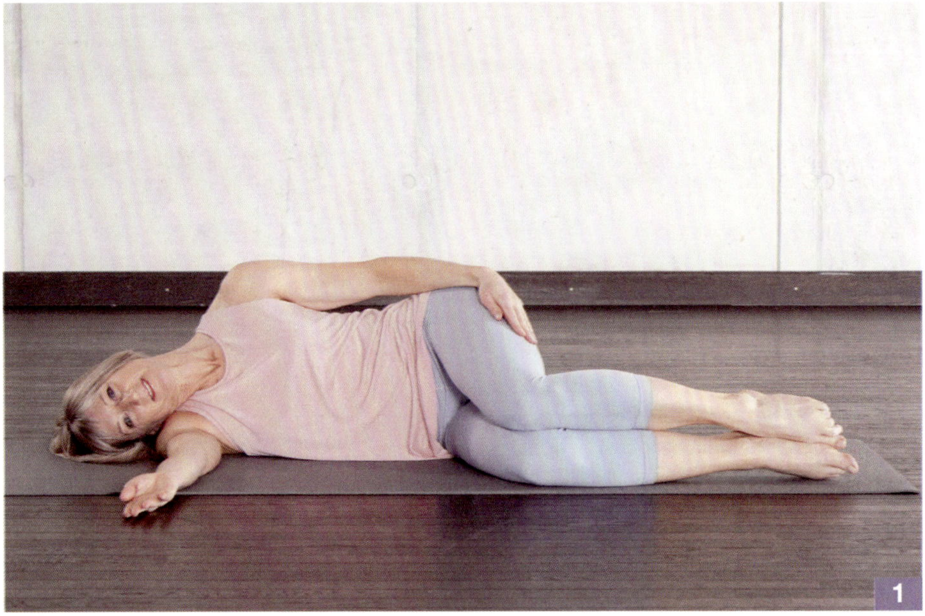

1

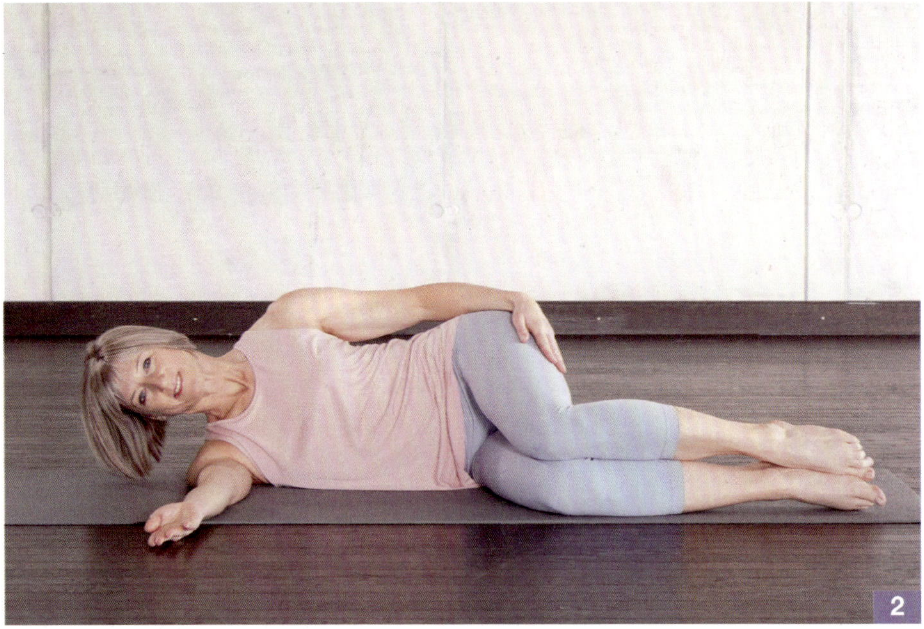

2

Kräftigung der seitlichen Halsmuskulatur.
Seitenlage mit angezogenen Beinen. Lege den unteren Arm ausgestreckt nach vorne ab. Der Kopf liegt am Boden. Nun hebe den Kopf vom Boden ab, bis sich die Halswirbelsäule in Verlängerung des Rumpfes befindet. Dann lege ihn wieder ab. Wiederhole diese Bewegung je Seite 8–10 Mal.

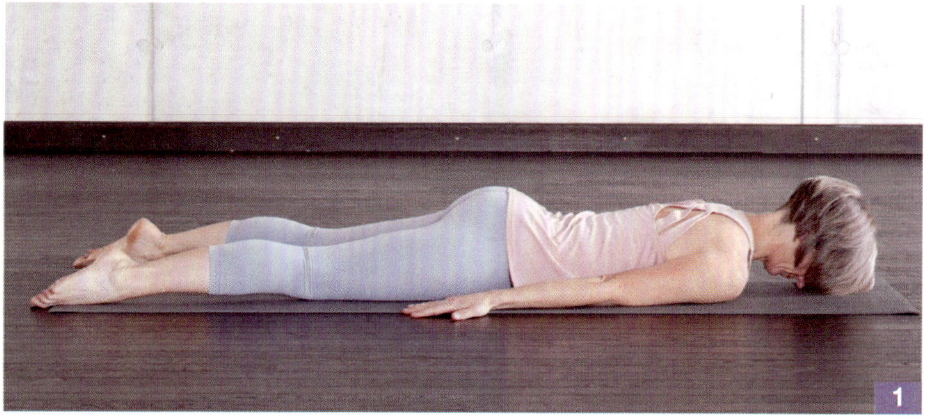
1

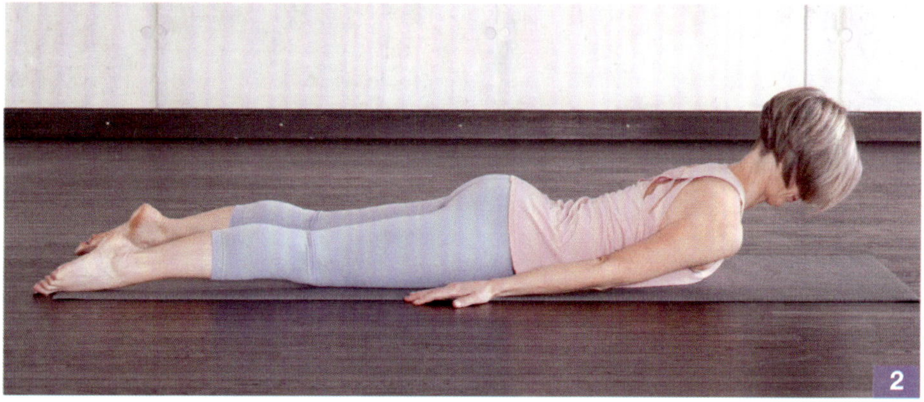
2

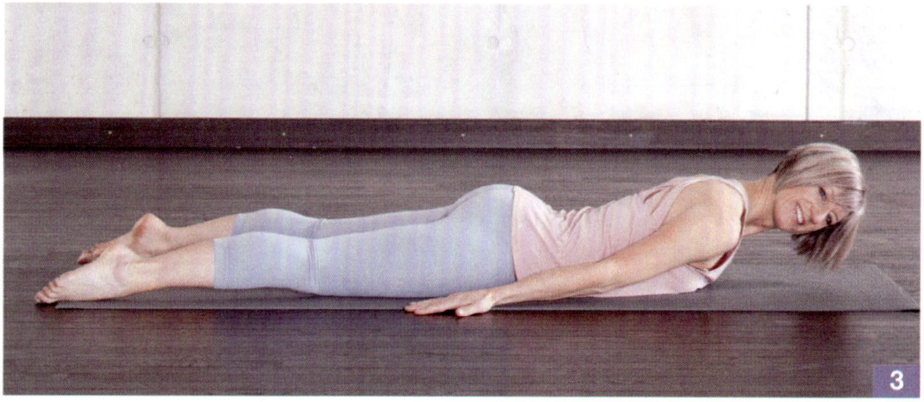
3

Kräftigung der hinteren Halsmuskulatur.

Bauchlage. Lege die Arme mit den Handflächen in Richtung Boden neben dem Körper ab. Richte den Blick zum Boden. Hebe dann den Kopf an, drehe ihn zu einer Seite, dann wieder zur Mitte, und senke ihn in die Ausgangsposition. Wiederhole diese Bewegungsabfolge je Seite 4–6 Mal.

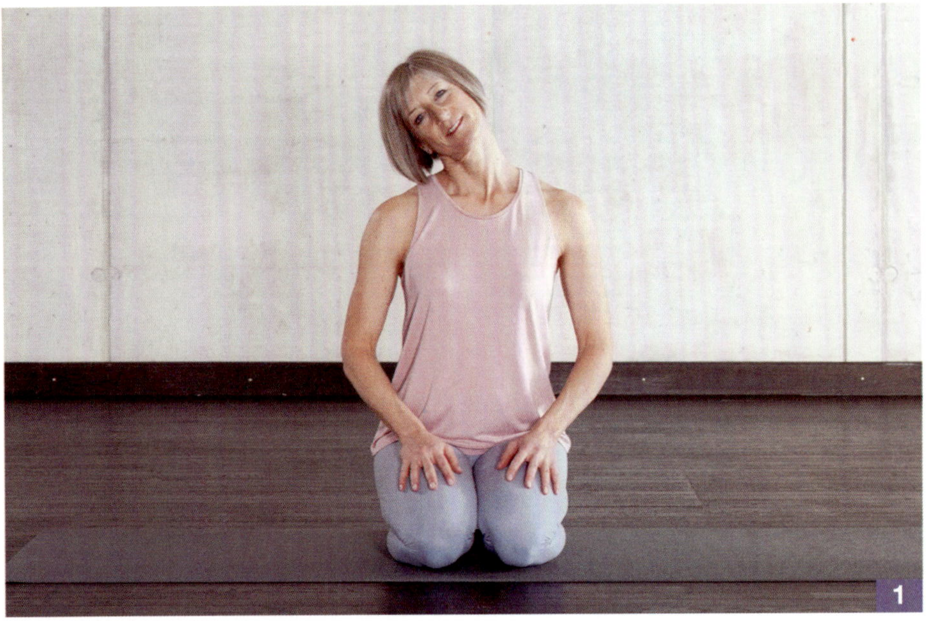

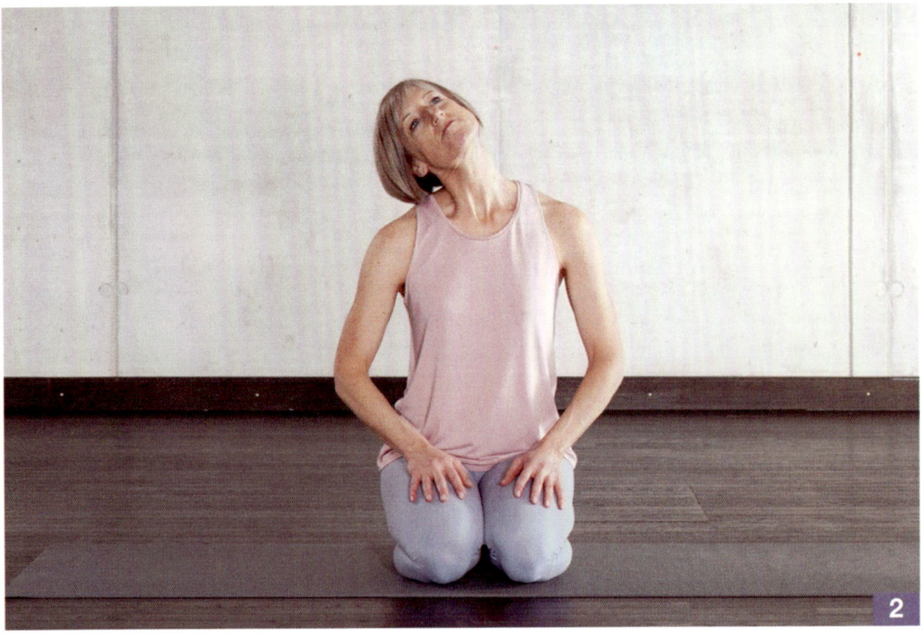

Dehnung der myofaszialen Strukturen am Nacken.

Aufrechter Sitz oder Stand. Neige den Kopf zu einer Seite und schiebe den Unterkiefer nach vorne und dann in verschiedenen Winkeln von dir weg.

TIPP bei Migräne! „Spiele" mit den Richtungen für ca. 30 Sekunden je Seite.

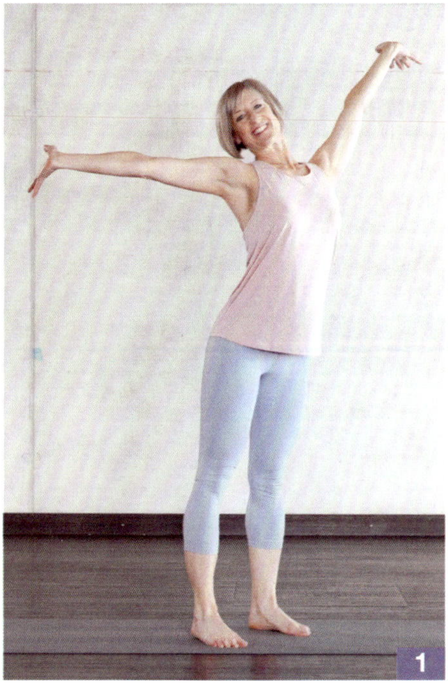

1

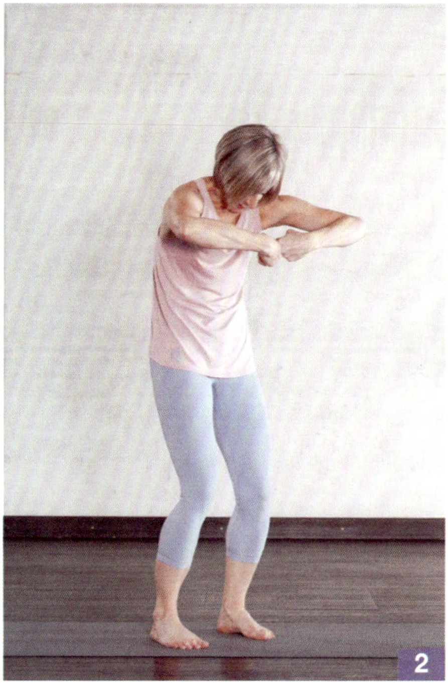

2

Dehnung der myofaszialen Frontallinie.
Aufrechter Stand. Öffne mit dem Einatmen beide Arme zur Seite, klappe dabei deine Handgelenke nach hinten um und hebe das Brustbein. Mit dem Ausatmen führe die Arme nach vorne und balle die Hände zu Fäusten. Runde deinen Oberkörper. Wiederhole diese Bewegungsabfolge für ca. 30 Sekunden. Wichtig ist die Armbewegung immer wieder in der Höhe zu variieren!

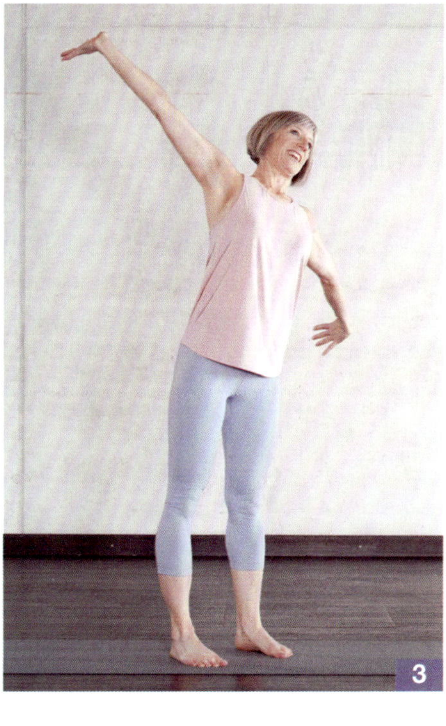

3

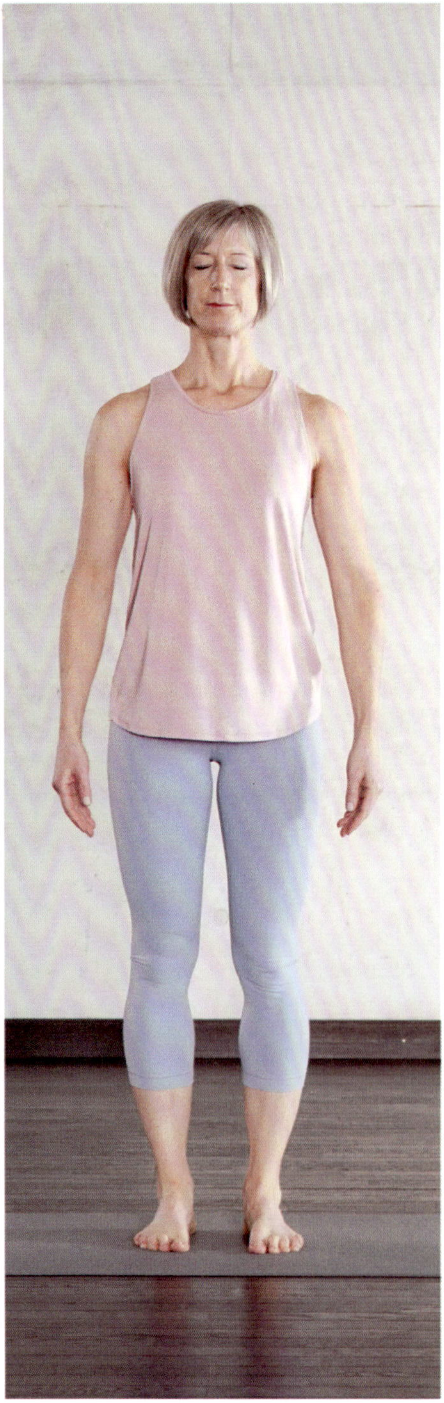

‹ Nachspüren mit geschlossenen Augen. Aufrechter Stand. Spüre nach, was sich verändert hat. Stehst du aufrechter? Stehst du stabiler?

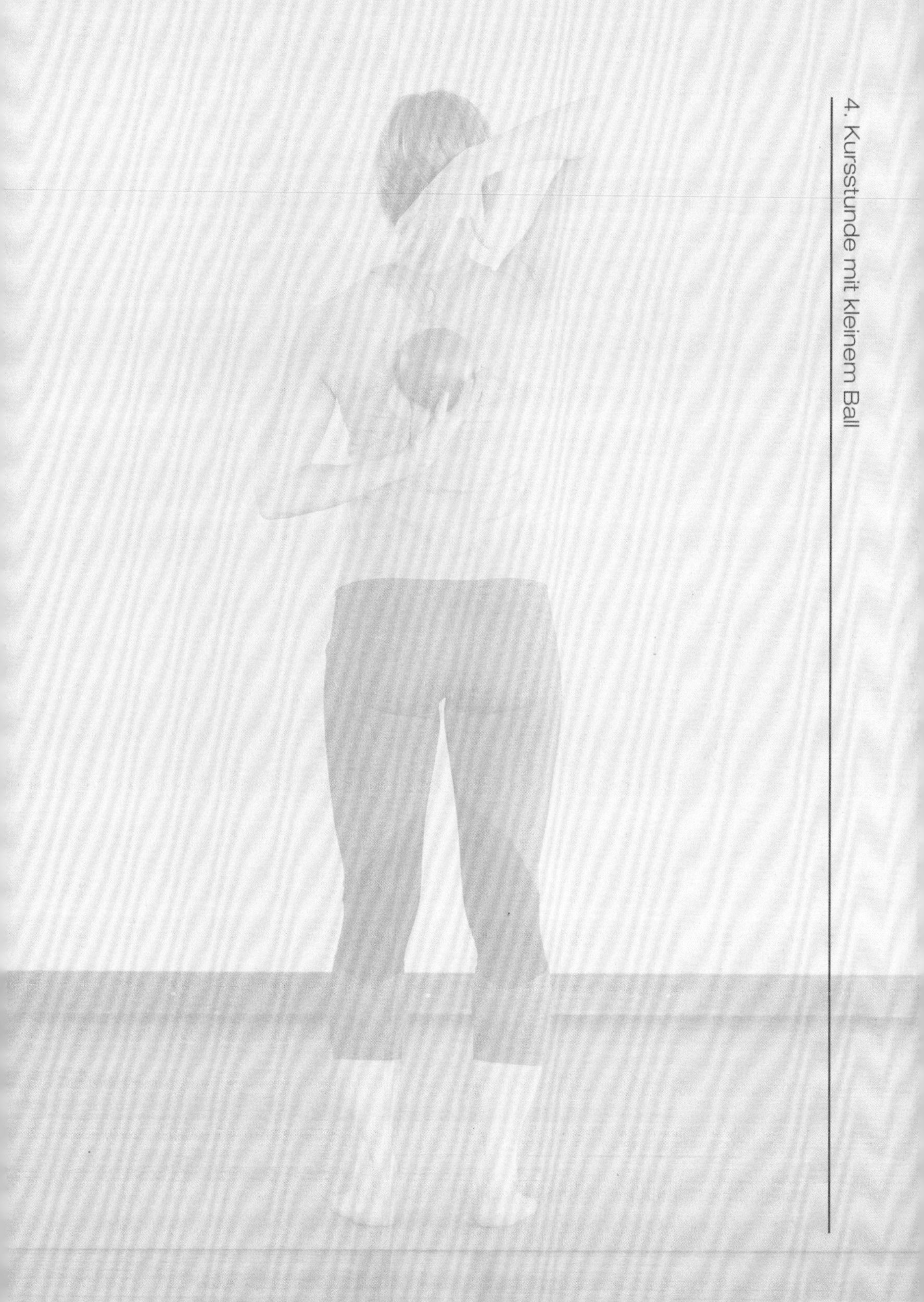

> Wahrnehmung und Aktivierung der Rumpfstabilisatoren.
Aufrechter Stand. Klemme den GAB! Ball zwischen deinen Oberschenkeln ein. Gebe mit dem Ausatmen leichten Druck auf den Ball. Mit dem Einatmen löse den Druck wieder. Nimm dabei wahr, wie deine aufrichtenden Strukturen aktiviert werden, wenn du den Ball drückst: Die Oberschenkelinnenseiten, der Beckenboden, der tiefe quere Bauchmuskel.
Wiederhole den Druck 8–10 Mal.

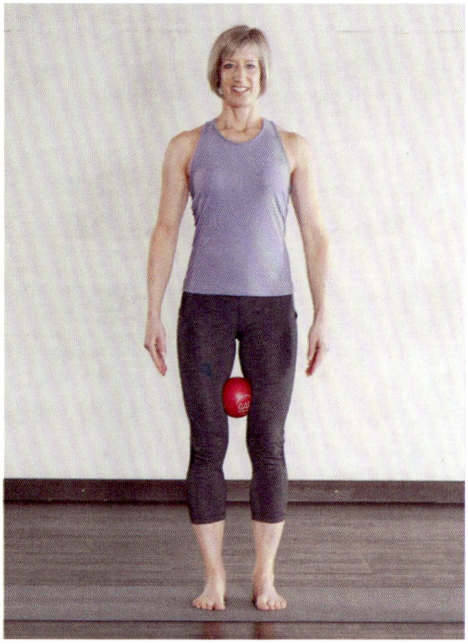

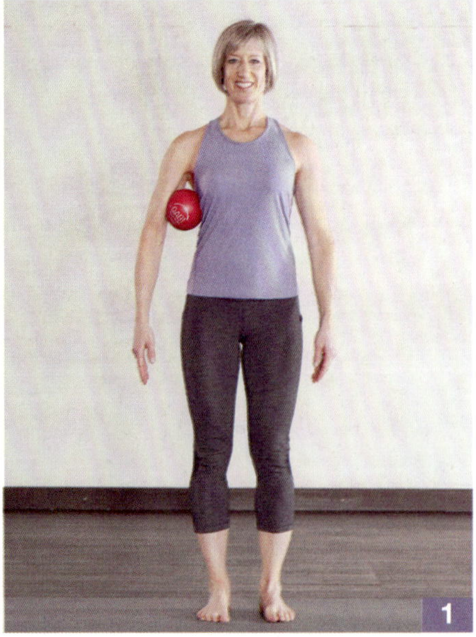

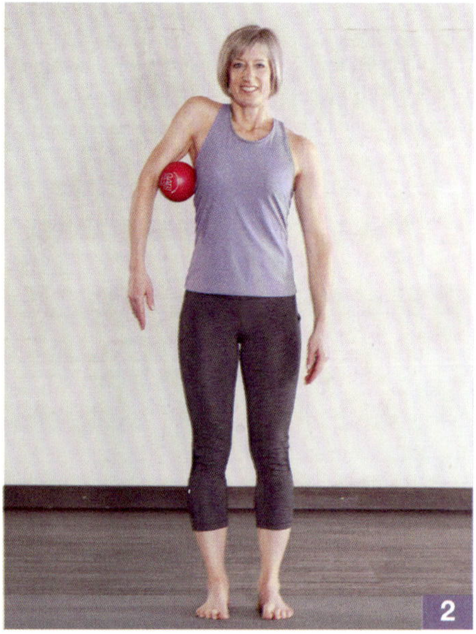

Mobilisation der Schultergelenke.
Aufrechter Stand. Klemme den GAB! Ball zwischen Oberarm und Oberkörper ein. Übe einen sanften Druck auf den Ball aus. Nun hebe mit dem Einatmen die Schulter an, mit dem Ausatmen senke sie wieder.
Wiederhole diese Bewegung je Seite 10–15 Mal.

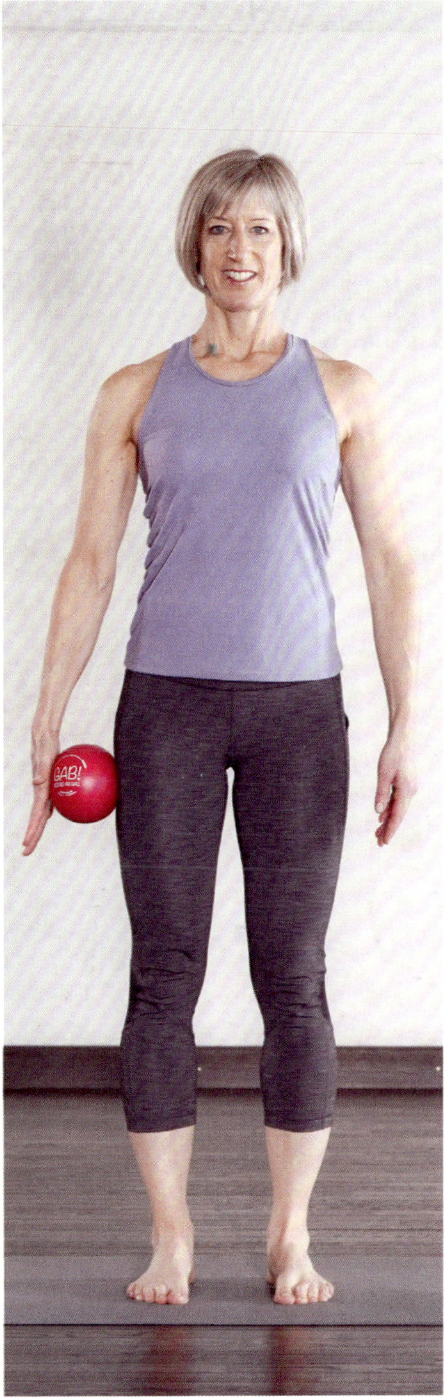

> **Aktivierung der Rumpfstabilisatoren.** Aufrechter Stand. Drücke mit einem Handballen den GAB! Ball an deine Oberschenkelaußenseite und atme aus. Mit dem Einatmen löse die Spannung wieder auf. Wiederhole diesen Druck je Seite 8–10 Mal.

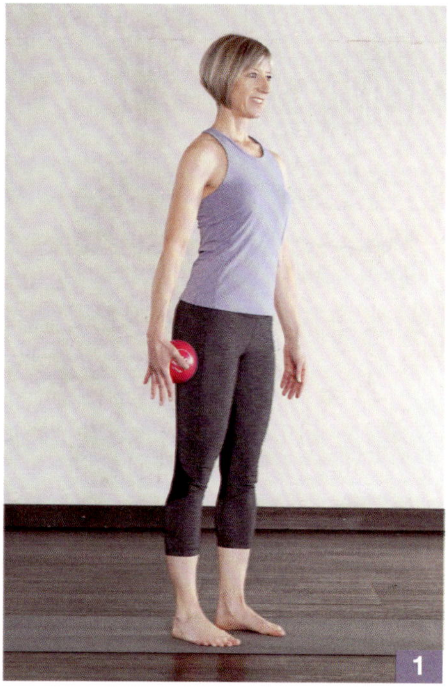

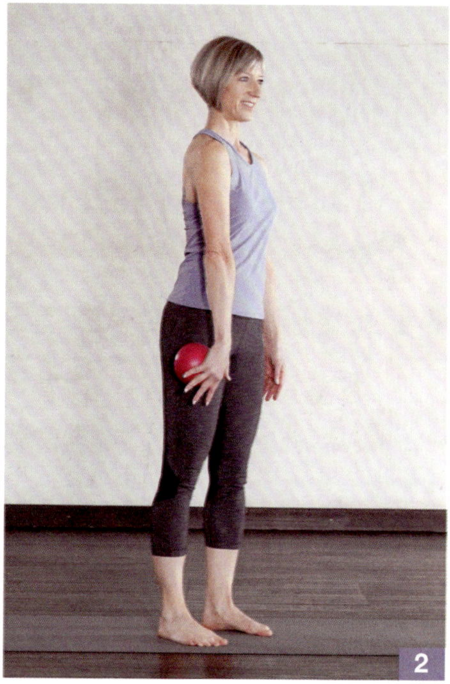

Mobilisation der Schultergelenke.
Aufrechter Stand. Drücke den GAB! Ball sanft mit einer Hand gegen die Oberschenkelaußenseite. Rolle ihn nun mit der Hand nach vorne und zurück. Wiederhole diese Bewegung je Seite 10–15 Mal. Achte darauf, dass das Brustbein gehoben bleibt!

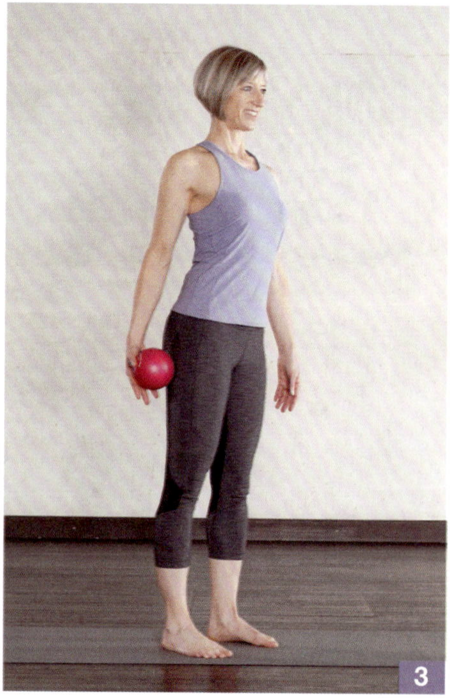

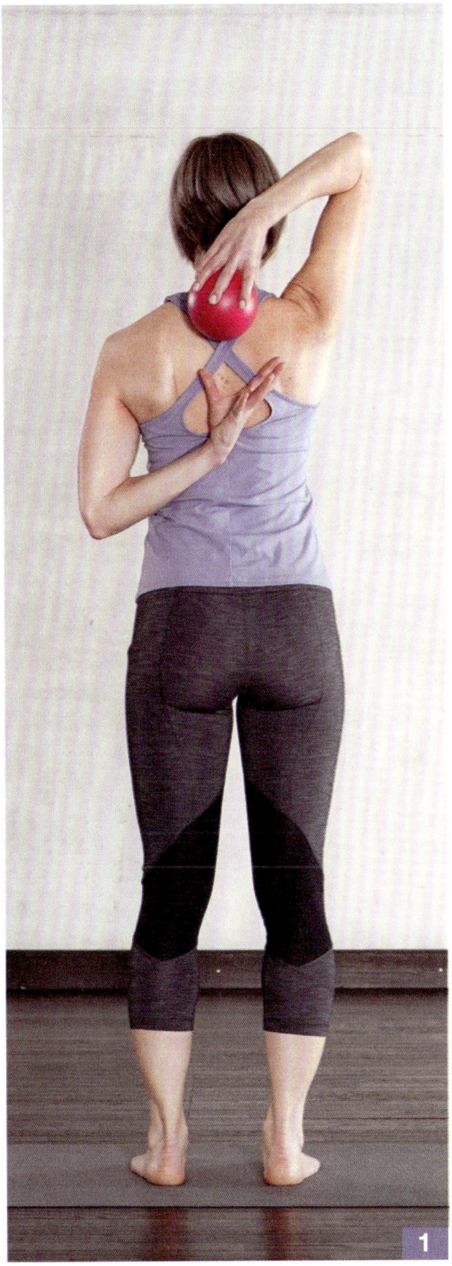
1

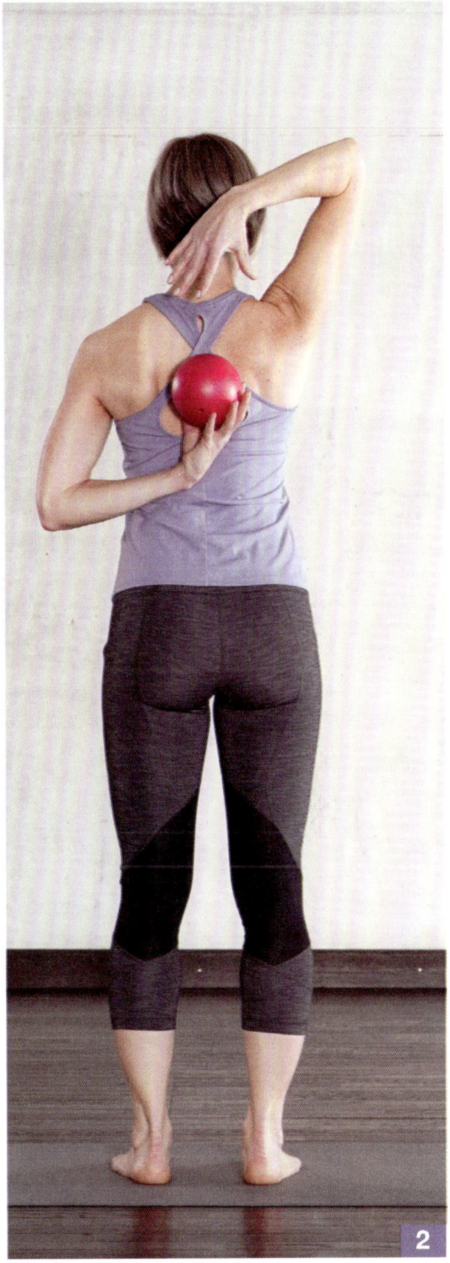
2

Mobilisation der Schultergelenke, des Schultergürtels.
Aufrechter Stand. Übergib den GAB! Ball hinter deinem Rücken mit einer Hand von oben in die andere Hand (falls das nicht funktioniert, kannst du den Ball auch fallen lassen und mit der unteren Hand auffangen!). Übergib mit jeder Seite 8–10 Mal.

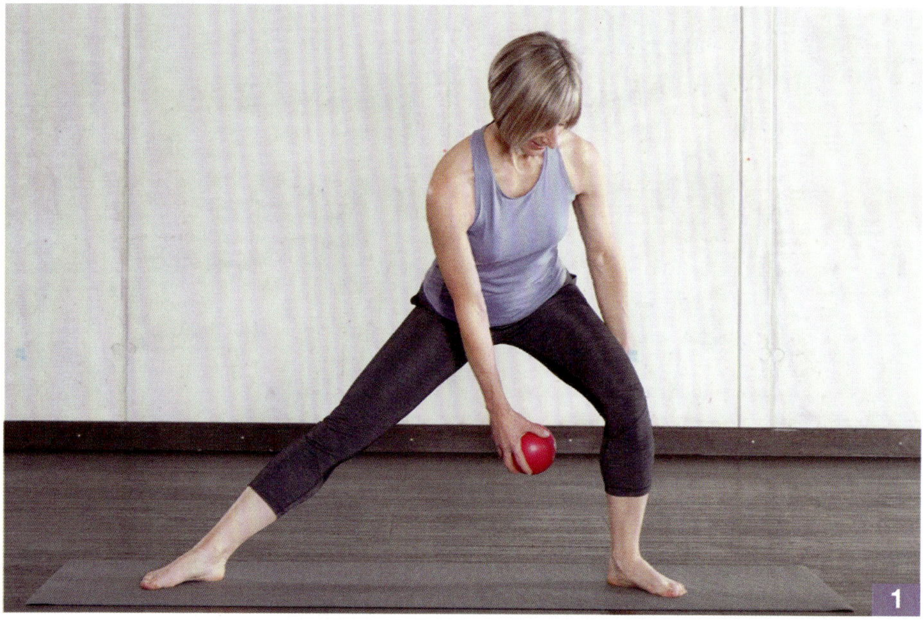

1

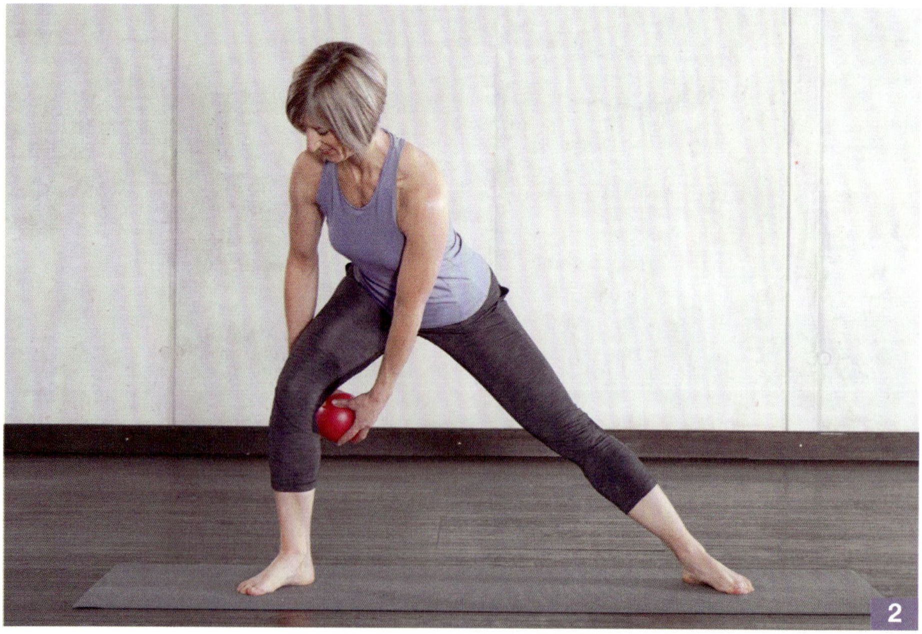

2

Mobilisation der Hüft-, Knie-, Fußgelenke und der Wirbelsäule.
Grätschstand. Verlagere dein Körpergewicht von rechts nach links und übergib den GAB! Ball in einer liegenden 8 unter dem rechten und linken Knie. Wiederhole diese Bewegung je Seite 8–10 Mal. Achte darauf, dass deine Knie in Richtung Fußspitzen zeigen!

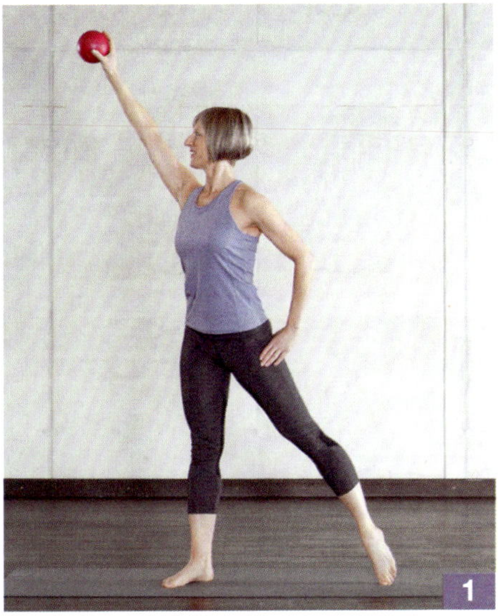

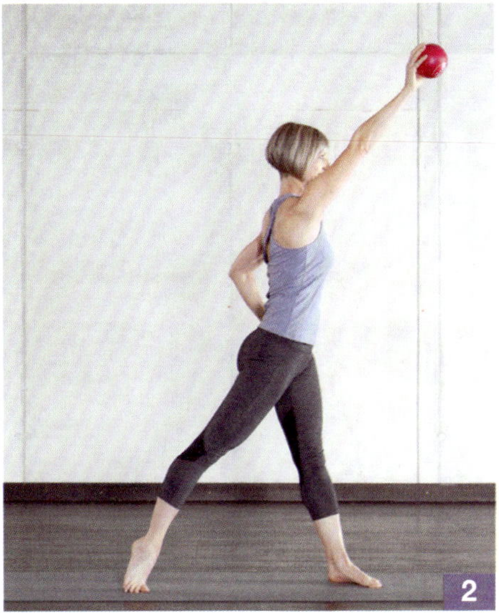

Ganzkörper Mobilisation.
Grätschstand. Verlagere dein Körpergewicht von rechts nach links und tippe im Wechsel mit dem rechten und linken Fuß auf den Boden auf. Dabei schwingst du den Ball in einer Hand von rechts nach links. Je Seite 10–15 Mal.

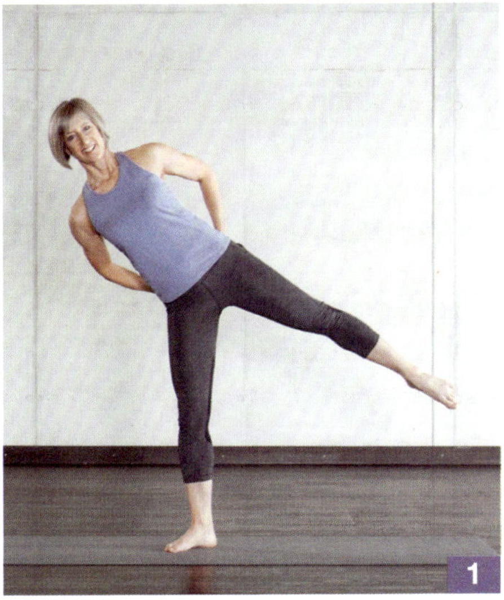

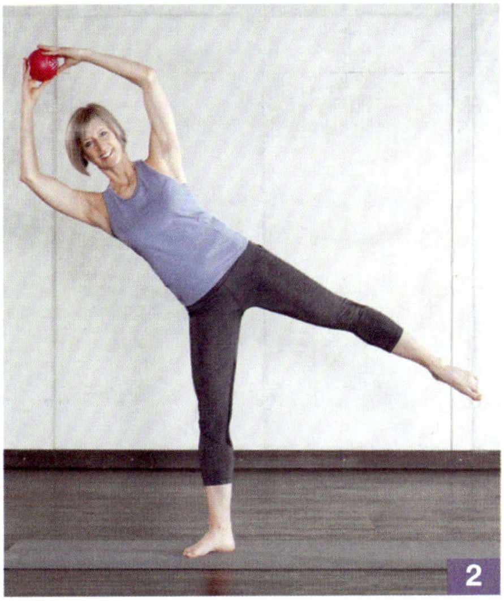

Schulung der Gleichgewichtsfähigkeit, Mobilisation der Schultergelenke, seitliche Rumpfstabilität.
Einbeinstand mit nach außen rotiertem Fuß. Übergib den Ball über dem Kopf und hinter dem Körper von der einen in die andere Hand. Wiederhole diese Bewegung je Seite 8–10 Mal. Halte dabei den Oberkörper stabil!

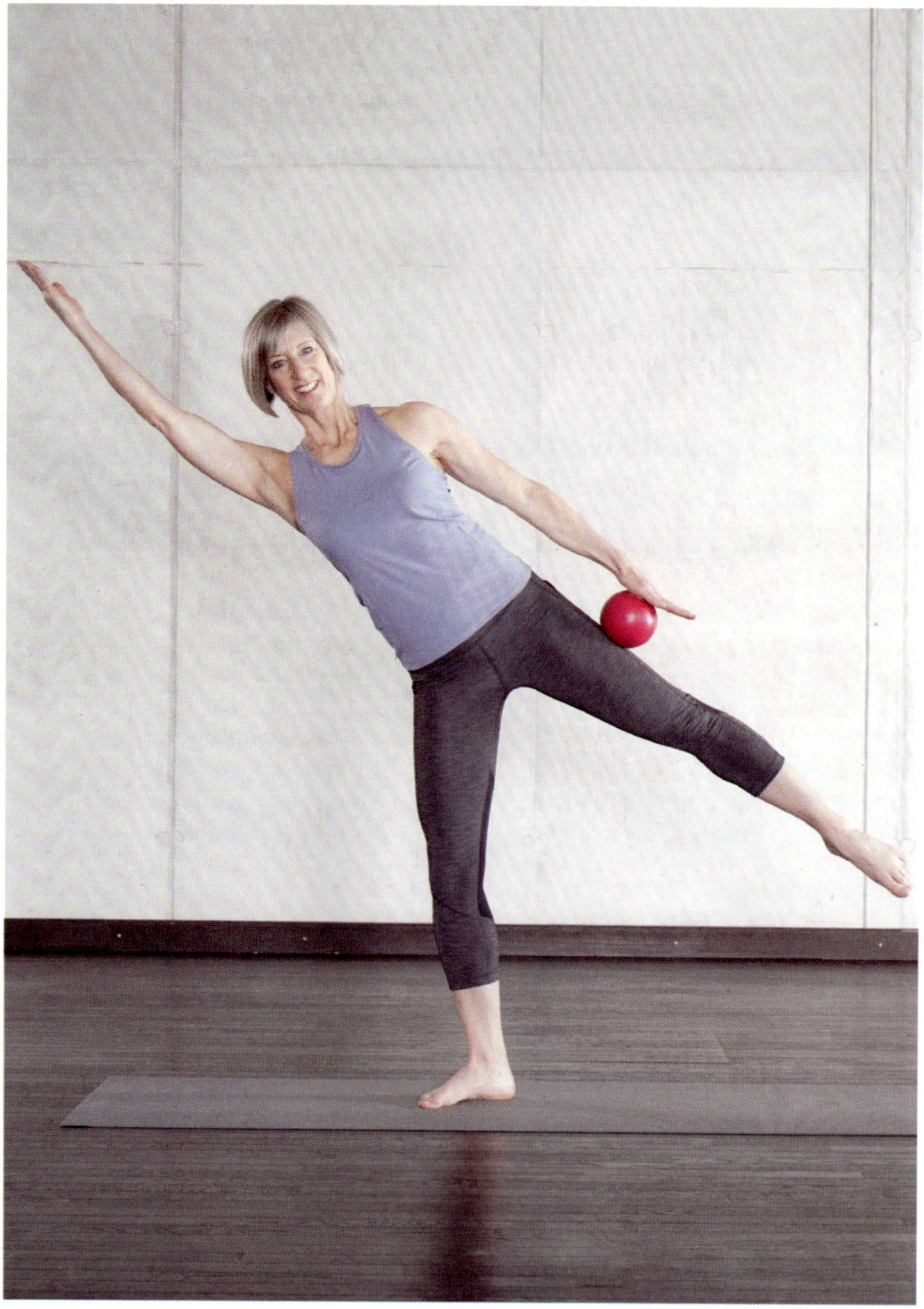

Schulung der Gleichgewichtsfähigkeit, Kräftigung der seitlichen Oberschenkel- und Rumpfmuskulatur. Einbeinstand mit auswärts gerichtetem Fuß. Drücke den GAB! Ball mit einer Hand (Handballen!) an die Oberschenkelaußenseite. Führe nun kleine, schnelle Push-Bewegungen aus. Je Seite für ca. 30 Sekunden.

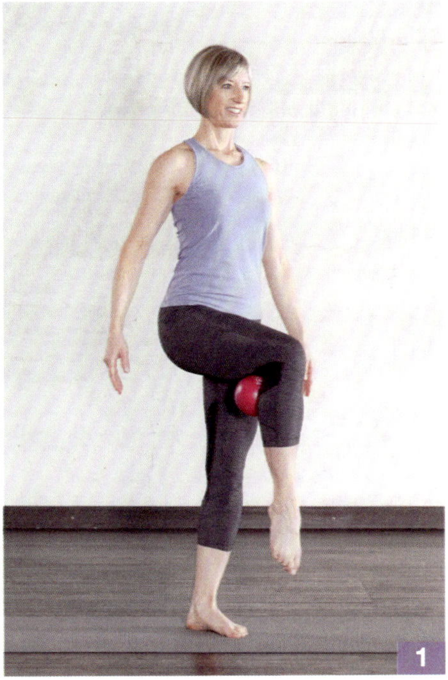

1

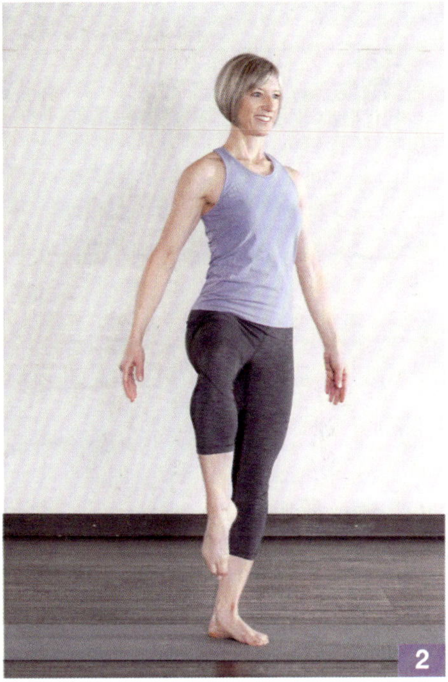

2

Mobilisation der Hüftgelenke, Schulung der Gleichgewichtsfähigkeit.
Einbeinstand. Klemme den GAB! Ball in die Kniekehle des angehobenen Beines und führe kleine Beinkreise aus. 8 Mal in die eine, dann in die andere Richtung. Denke an den Seitenwechsel! Hebe das Knie nur so hoch, wie du den Rücken gerade halten kannst!

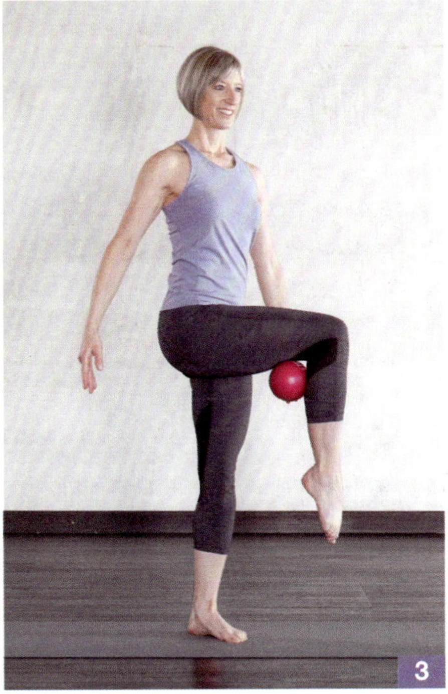

3

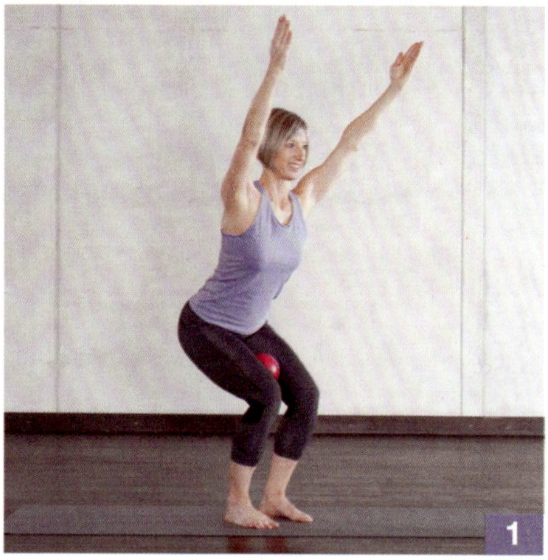

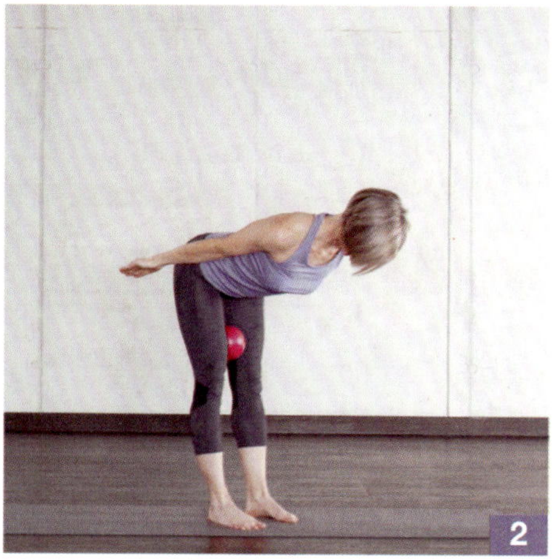

Kräftigung der Rückenstreckmuskulatur, der Oberschenkel- und Gesäßmuskulatur, Dehnung der myofaszialen Rückenlinie.

Hüftbreiter Stand. Klemme den GAB! Ball zwischen deine Oberschenkel und senke das Gesäß nach hinten unten ab. Dabei streckst du die Arme in Verlängerung deines Rumpfes in Richtung Decke. Nun strecke die Knie und führe die Arme dabei neben den Körper. Halte während der Bewegung den Rücken gerade. Wiederhole diese Bewegungsabfolge 10–15 Mal.

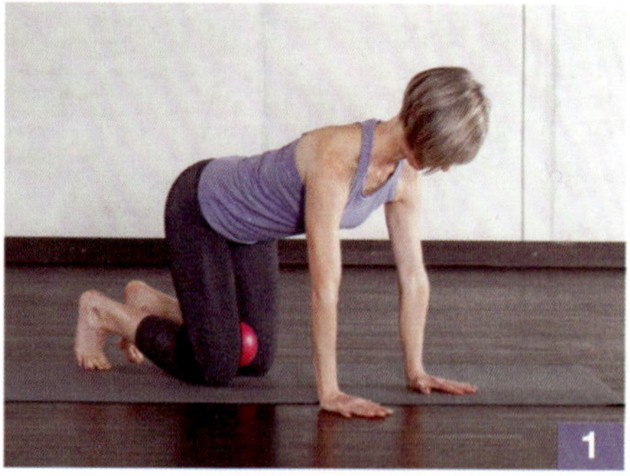

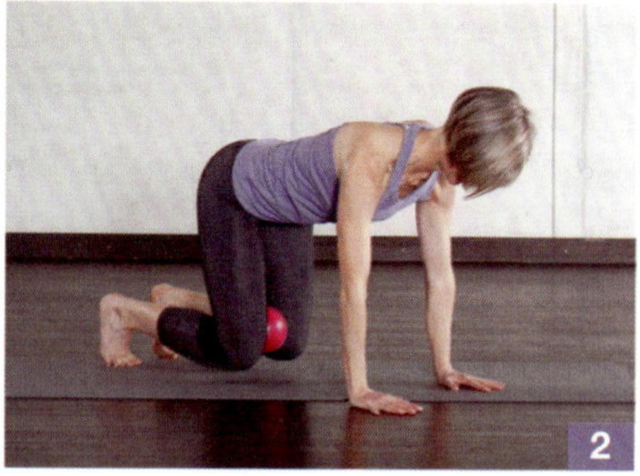

Kräftigung der Rumpfstabilisatoren.

Vierfüßlerstand. Klemme den GAB! Ball zwischen die Oberschenkel und hebe die Knie ein kleines Stück vom Boden ab. Führe nun mit den Knien für 20–30 Sekunden kleine Schaukelbewegungen nach rechts und links aus.

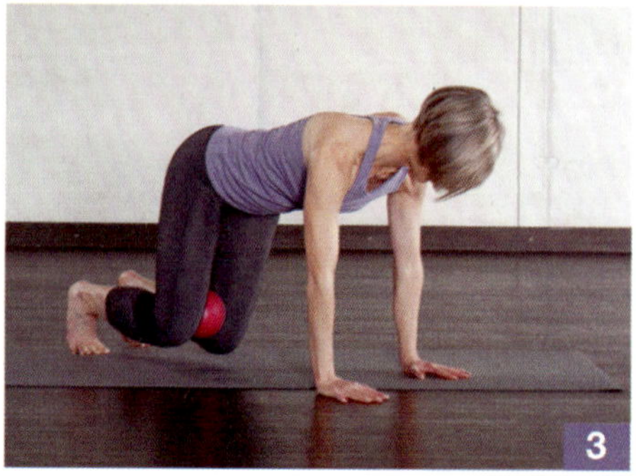

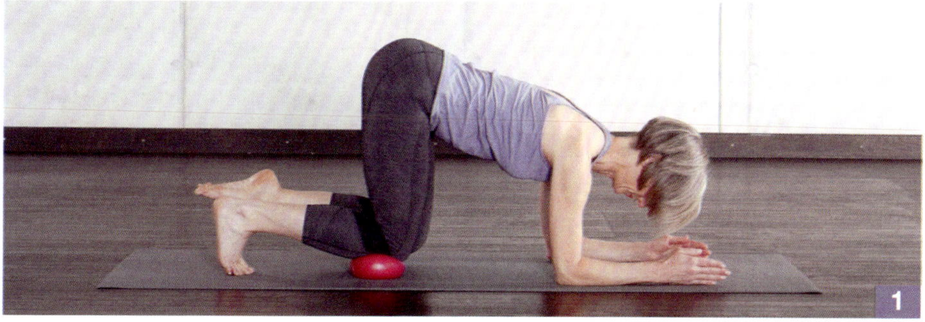

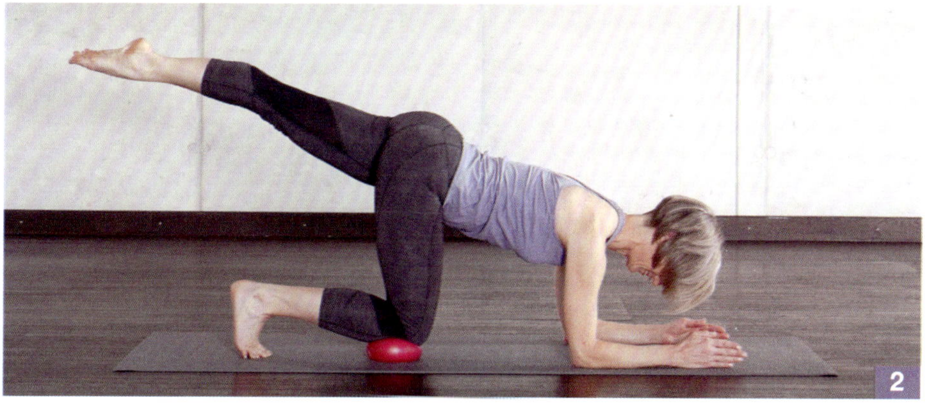

Kräftigung der Rumpfstabilisatoren, der Oberschenkelrückseite, der Gesäßmuskulatur.
Vierfüßlerstand auf den Ellbogen. Positioniere den GAB! Ball unter einem Knie. Führe nun das freie Bein mit dem Ausatmen nach hinten, in Verlängerung des Rumpfes. Mit dem Einatmen strecke den Fuß wieder und führe das Bein zurück in die Ausgangsposition. Halte das Becken dabei parallel zum Boden! Wiederhole diese Bewegung je Seite 15–20 Mal.

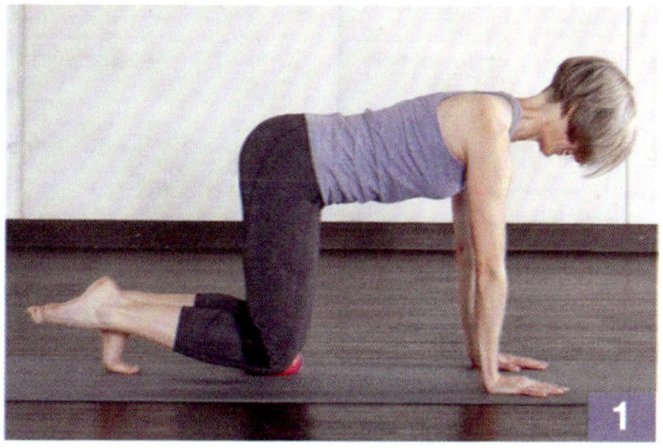

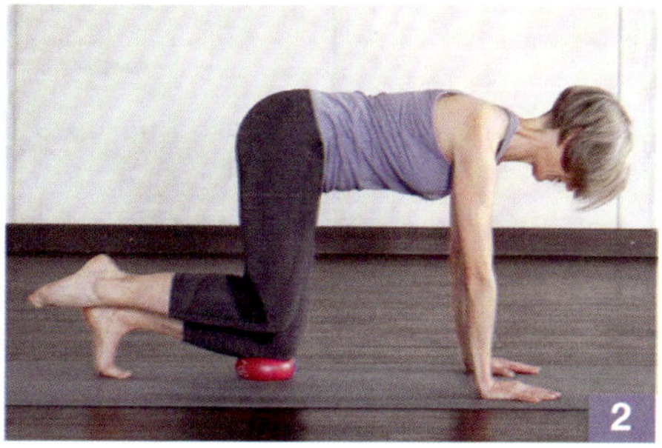

Lockerung des ISG Gelenks.
Vierfüßlerstand. Positioniere den GAB! Ball unter einem Knie. Hebe nun das freie Bein vom Boden ab und hebe und senke die Beckenhälfte des freien Beines. Je Seite 6–10 Wiederholungen ausführen. Halte den Rücken dabei gerade!

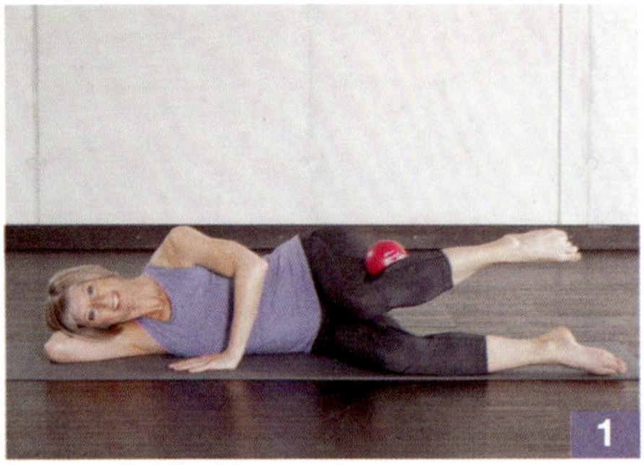

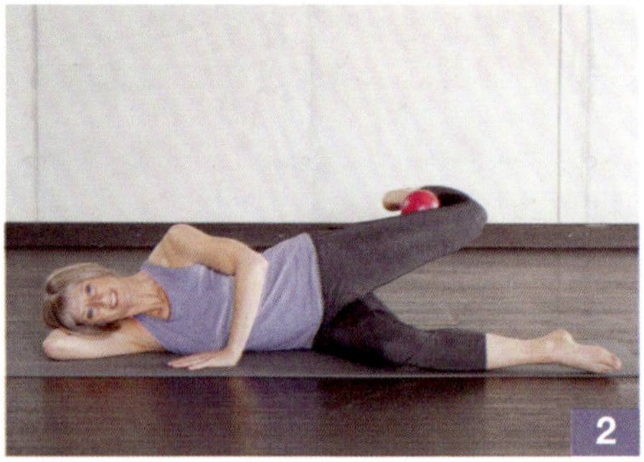

Aktivierung des Beckenbodens, Kräftigung der Gesäßmuskulatur.
Seitenlage mit angewinkelten Beinen. Klemme den GAB! Ball in die Kniekehle des oberen Beines und hebe das Bein etwas vom unteren Bein ab. Nun bewege das Bein mit dem Ausatmen nach hinten, halte dabei den Fuß gebeugt. Mit dem Einatmen führe das Bein wieder nach vorne, dabei strecke den Fuß wieder. Wiederhole diese Bewegungsabfolge je Seite 10–15 Mal. Halte das Becken während der Bewegung stabil!

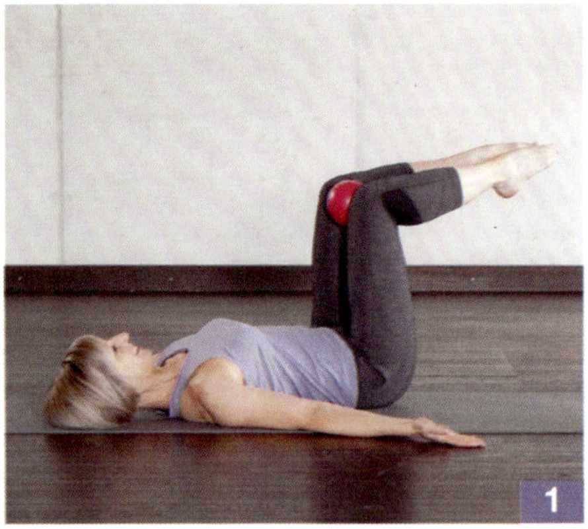

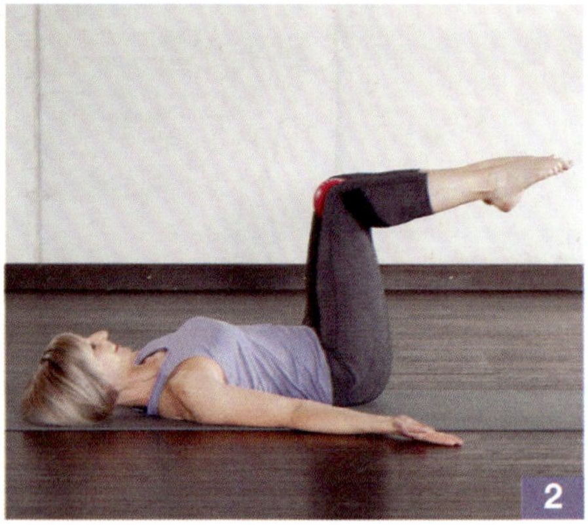

Aktivierung des Beckenbodens.
Rückenlage mit rechtwinklig angehobenen Beinen. Klemme den GAB! Ball zwischen deine Knie. Bewege mit dem Ausatmen die Unterschenkel nach rechts, dann einatmen, mit dem nächsten Ausatmen nach links. Wie ein „Scheibenwischer" bewegen sich nur die Unterschenkel, die Knie bleiben auf einer Position. Wiederhole diese Bewegung je Seite 8–10 Mal.

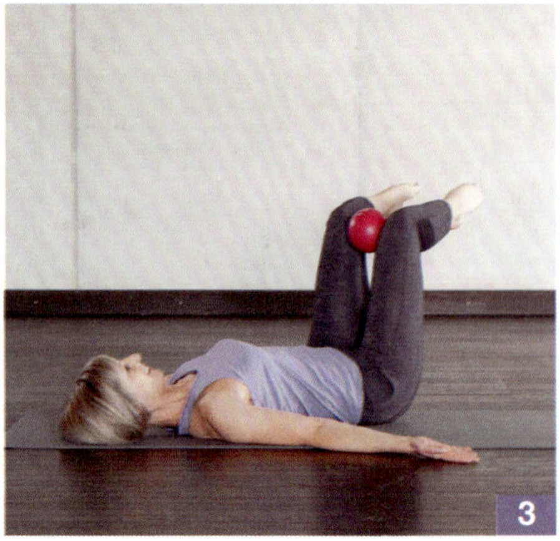

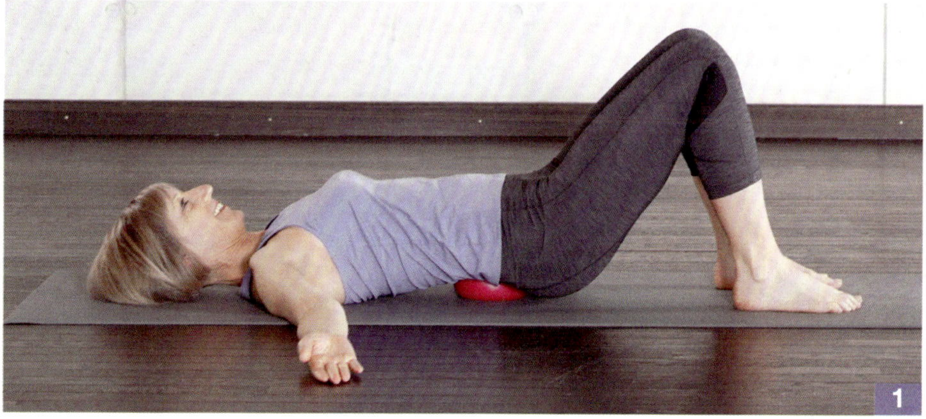

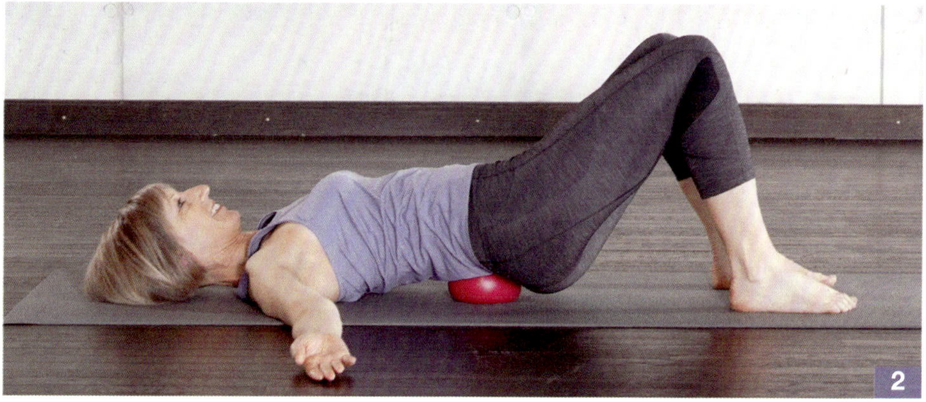

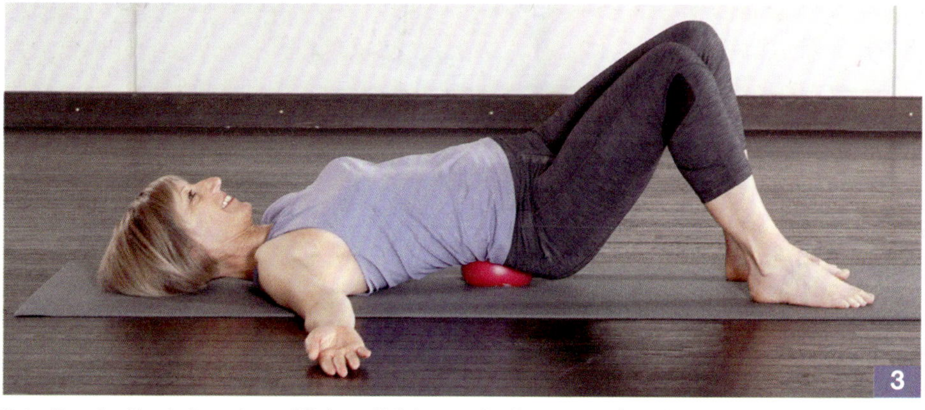

Entsaften der Faszie im unteren Rücken, Aktivierung der Rezeptoren innerhalb des Fasziengewebes. Rückenlage mit aufgestellten Beinen. Lege den GAB! Ball unter dein Kreuzbein. Bewege nun dein Becken sanft nach rechts, links, vor und zurück. Wenn du möchtest, kannst du auch eine liegende 8 mit deinem Becken „zeichnen“. Führe diese Bewegungen für 30–60 Sekunden aus.

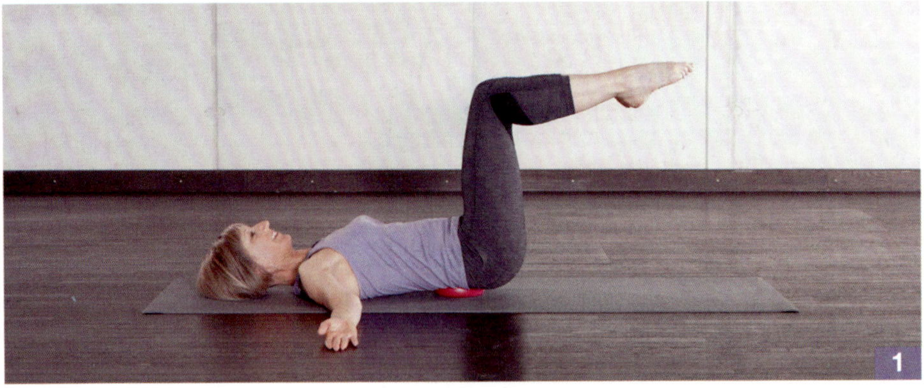

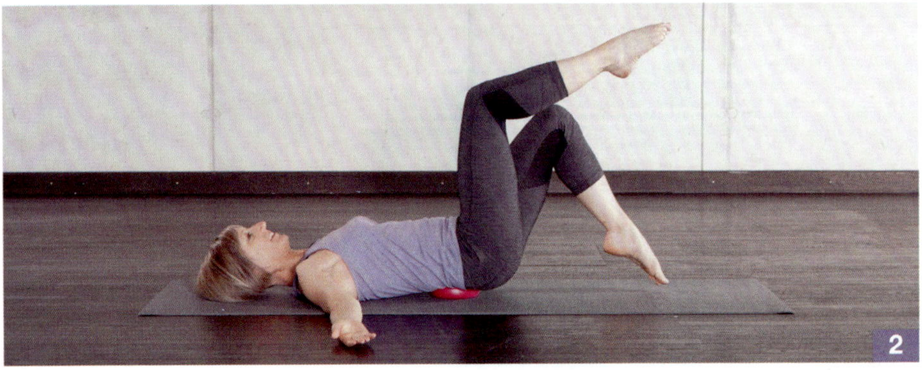

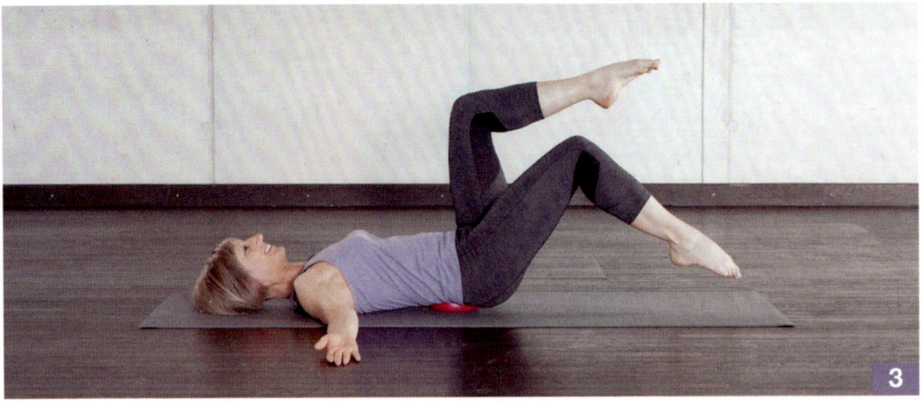

Kräftigung des M. transversus.
Rückenlage mit angehobenen Beinen. Lege den GAB! Ball unter dein Kreuzbein, so dass die Wirbelsäule ihre doppelte S-Krümmung behalten kann (zur Kontrolle werfe einen Blick auf dein Schambein und deine Beckenknochen: beide sollten sich auf einer Ebene, parallel über dem Boden befinden.) Nun tippe im Wechsel mit der rechten und linken Fußspitze in Richtung Boden. Halte dabei das Becken ruhig! Wiederhole diese Bewegung je Seite 10–15 Mal.

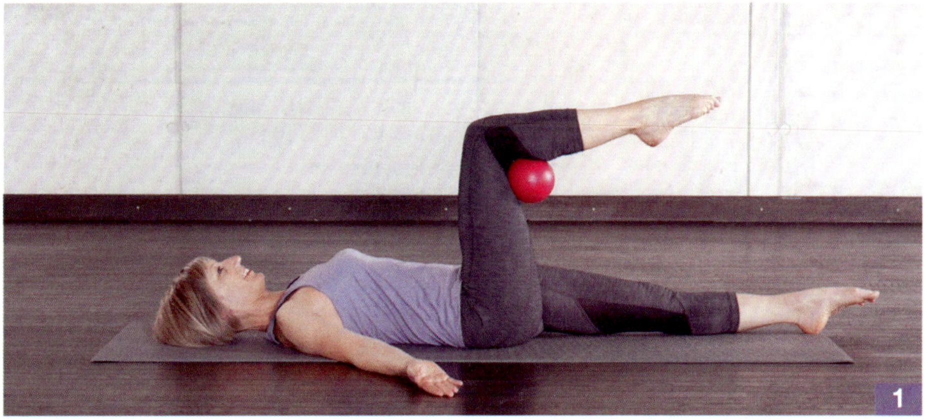

1

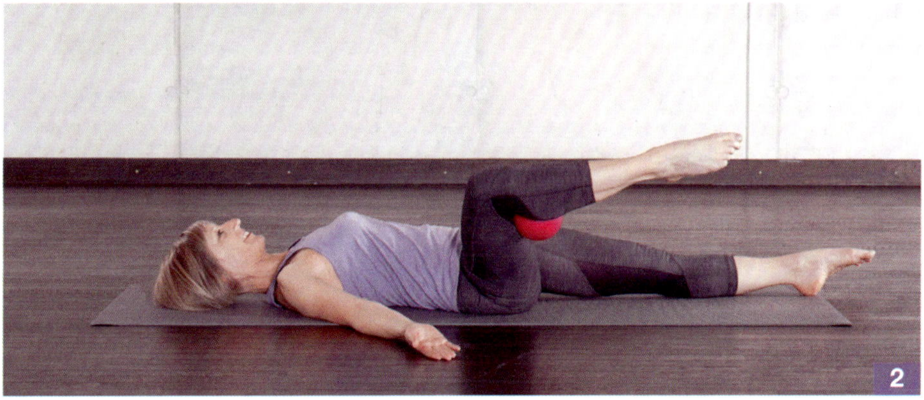

2

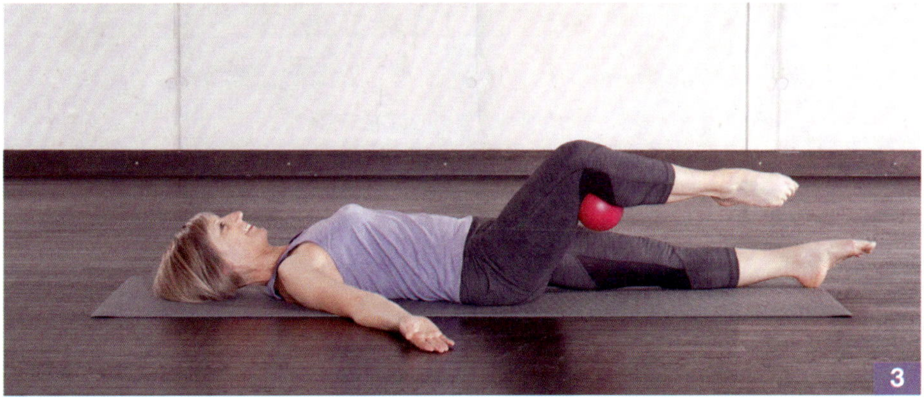

3

Aktivierung der Rumpfstabilisatoren.

Rückenlage mit gestreckten Beinen. Klemme den GAB! Ball in eine Kniekehle und hebe das Bein an. Nun führe mit dem Knie kleine Kreise aus und halte dabei das Becken stabil!

Führe je Seite 10–15 Kreise aus.

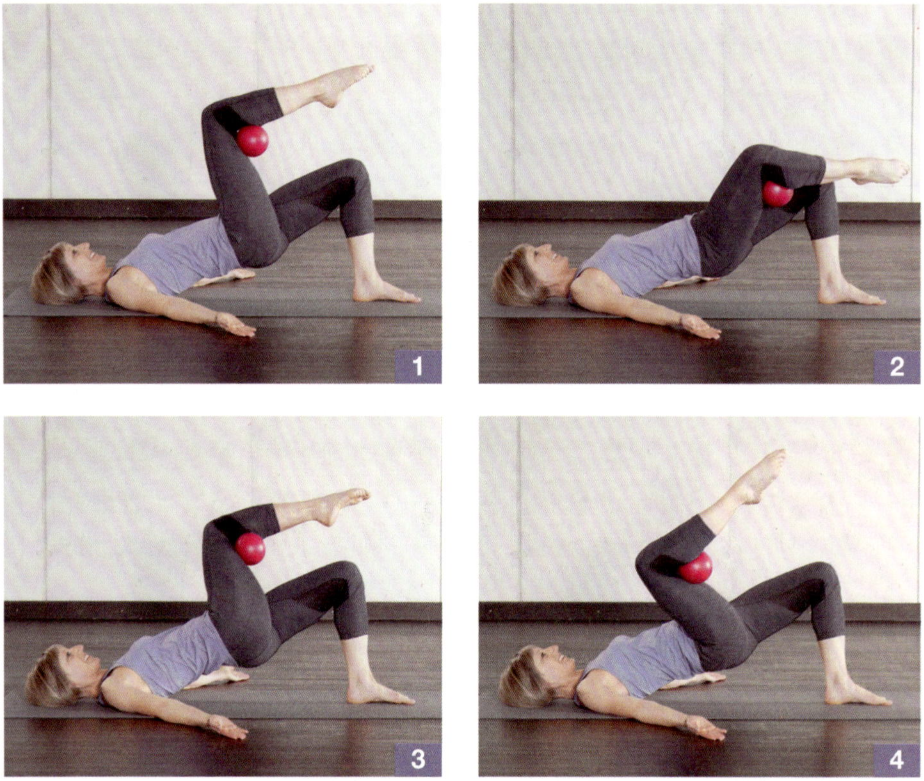

Aktivierung der Rumpfstabilisatoren, Kräftigung der Oberschenkelrückseite und der Gesäßmuskulatur.
Rückenlage mit aufgestellten Beinen. Klemme den GAB! Ball in eine Kniekehle, hebe das Bein an und hebe dann auch das Becken vom Boden ab. Achte darauf, dass du deine Schulterblattspitzen gerade noch so auf dem Boden spürst! Führe nun kleine Kreise mit dem angehobenen Bein aus. Je Seite 10–15 Kreise.

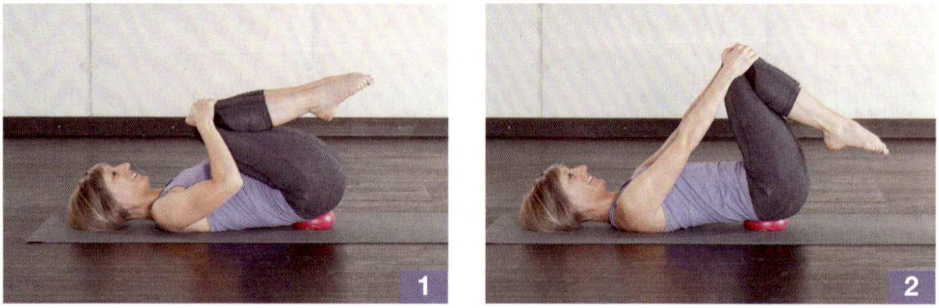

Dehnung/Entspannung des unteren Rückens.
Rückenlage mit angehobenen Beinen. Positioniere den GAB! Ball unter dein Kreuzbein. Ziehe dann die Beine 10–15 Mal an den Unterschenkeln in Richtung Brustbein und löse wieder. Dabei hebt und senkt sich der untere Rücken.

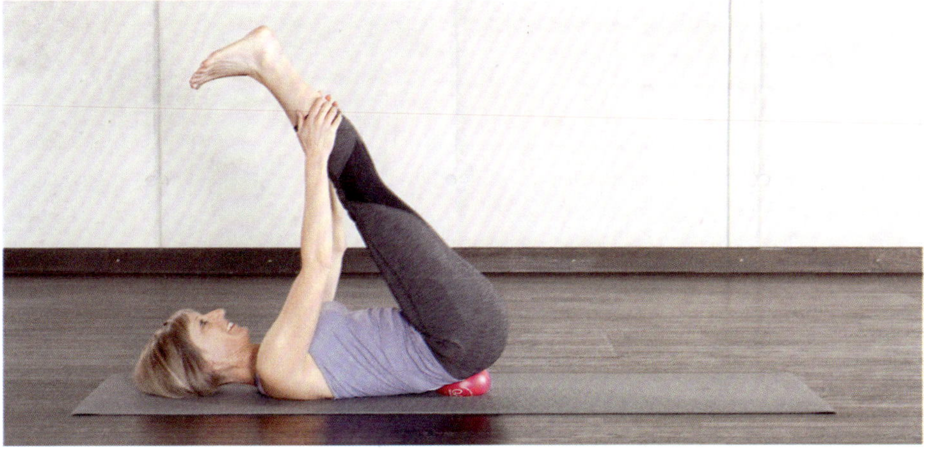

Dehnung der myofaszialen Rückenlinie.
Rückenlage mit angehobenen Beinen. Positioniere den GAB! Ball unter dein Kreuzbein. Strecke nun beide Beine in Richtung Decke. Dabei schiebe die Fersen in Richtung diagonal nach oben-hinten. Strecke die Knie! Halte diese Position für 30–60 Sekunden.

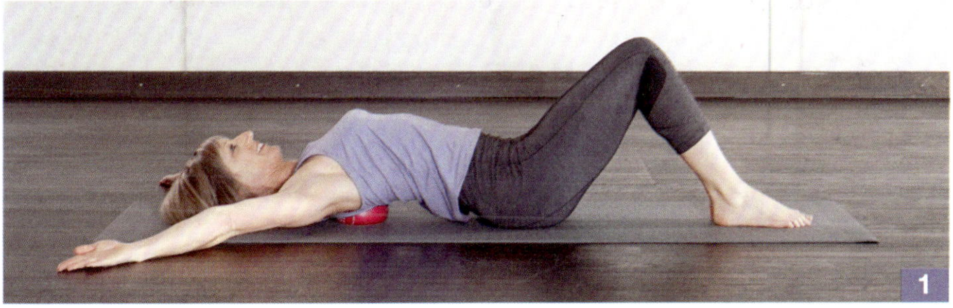

1

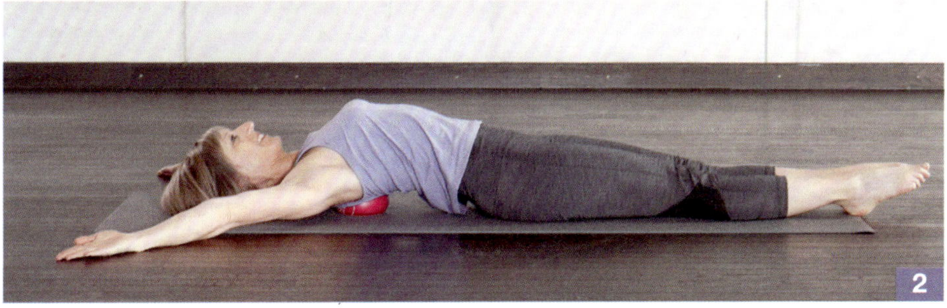

2

Dehnung der myofaszialen Frontallinie.
Rückenlage mit aufgestellten Beinen. Positioniere den GAB! Ball unter deine Brustwirbelsäule und lege beide Arme nach hinten ab. Als Steigerung kannst du zusätzlich auch beide Beine strecken. Halte diese Position für 30–60 Sekunden.

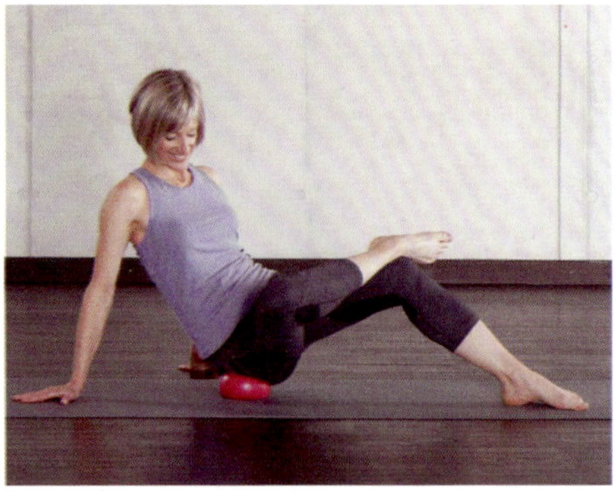

❮ Massage der Gesäßmuskulatur.
Sitz. Setze dich mit einer Gesäßhälfte auf den GAB! Ball und führe kleine kreisende Bewegungen um den Sitzbeinhöcker herum aus. Wiederhole diese Bewegung für ca. 30 Sekunden je Seite.

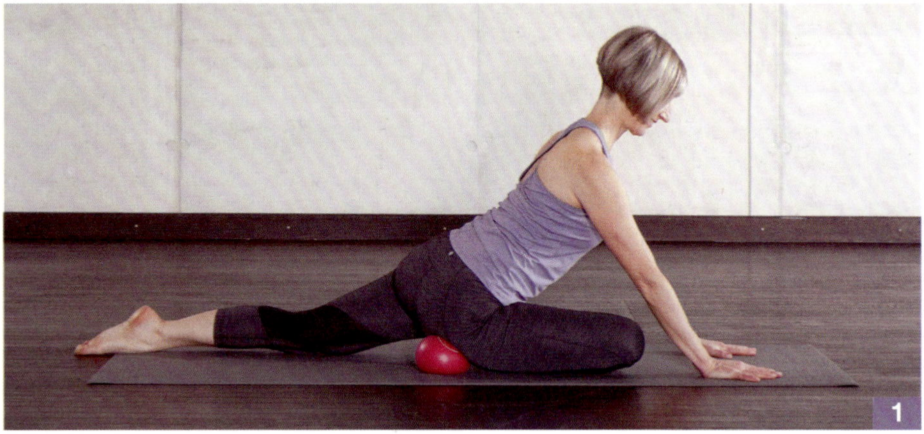

1

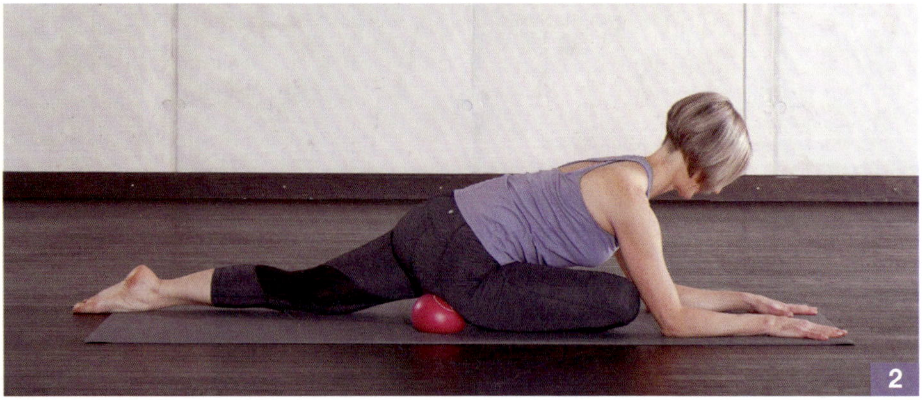

2

Dehnung des Piriformis und des Iliopsoas.
Hürdensitz mit nach vorne angewinkeltem Bein. Positioniere den GAB! Ball unter eine Gesäßhälfte. Neige den Oberkörper nun nach vorne und stütze deine Ellbogen auf. Halte diese Position je Seite für 30–60 Sekunden.

> Dehnung der Nackenmuskulatur.
Aufrechter Sitz, eventuell im Schneidersitz. Klemme den GAB! Ball zwischen Oberkörper und Oberarm. Bewege nun die Schulter einige Male hoch und tief und rolle dabei den Ball ein kleines Stück hoch und tief. Anschließend halte die Schulter tief, neige den Kopf zur Gegenseite und halte diese Position für ca. 30 Sekunden je Seite. Bleibe dabei aufrecht sitzen! (Leichter kannst du im Schneidersitz sitzen, wenn du dir ein Kissen unter dein Gesäß legst).

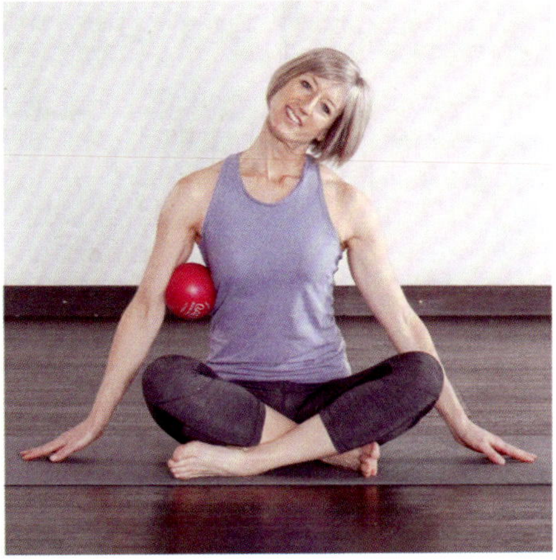

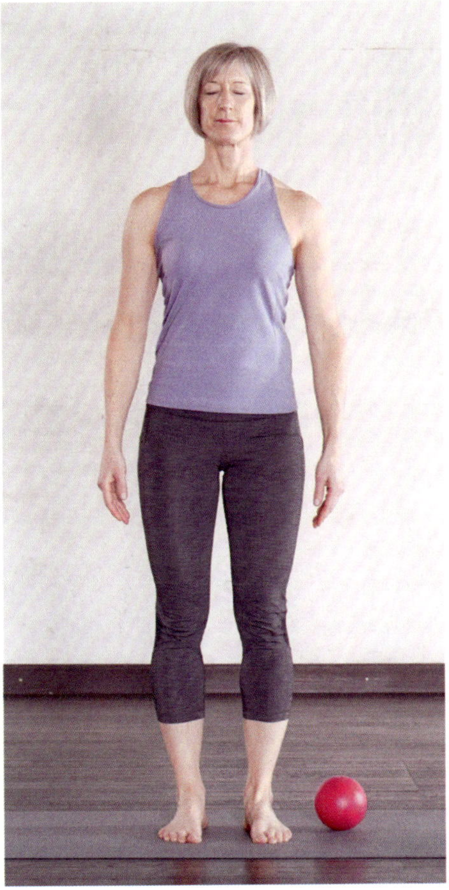

< Wahrnehmung
Aufrechter Stand. Schließe deine Augen und nimm wahr, was sich verändert hat. Stehst du aufrechter? Stehst du verwurzelter?

Aktive Entspannung

Negativer Stress (sogenannter Disstress) kann unser *RückenWohl* stören.

Signalisiert unser Körper eine Bedrohung, dann schüttet er Stress-Botenstoffe in den M. trapezius aus, die Schmerzen im Nacken und im Schulterbereich verursachen. Dieser Muskel wird auch Psychomuskel genannt, weil er neben dem M. sternocleidomastoideus der einzige Muskel ist, der von einem Gehirnnerv versorgt wird. Deshalb kennt man den Spruch: „Emotionen sitzen im Nacken“. Begleiterscheinungen sind oft Schwindel, Herzrasen oder Konzentrationsstörungen.
Durch gezielte, feingesteuerte Bewegungen, Achtsamkeitstraining, Gymnastik, sensomotorisches Training und Entspannungsübungen kann diese Erstarrung wieder aufgelöst werden.

Der Faszienforscher Dr. Schleip (Fascia Research Group, Universität Ulm) hat nachgewiesen, dass sich die Fascia lumbosacralis durch psychische Überbelastung in ihrer Struktur verändert.
Aufgrund von Stress ziehen sich Faszien zusammen. Das Gewebe verfilzt, bekommt Mikrorisse und Wunden. Entzündungsstoffe werden in der Faszie ausgeschüttet und lassen die Muskulatur verkrampfen.
Schmerz und die Angst vor Bewegung entsteht, eine Schonhaltung wird eingenommen, die Spannkraft in der Muskulatur und in deren Faszien lassen nach.

Die Folge ist eine geringere Gleitfähigkeit der Bindegewebsschichten und weniger Spannkraft: Ein ökonomisch, koordiniertes Zusammenspiel innerhalb der Muskelketten ist gestört, genau so wie das *RückenWohl*!

Übungen zur Entspannung

Entspannungsübungen können folgende Auswirkungen auf den Körper haben:

- der Parasympathikus wird aktiv und sorgt für Entspannung
- die Herzfrequenz sinkt
- der Blutdruck sinkt
- der Atem vertieft sich
- das Fasziengewebe entspannt sich
- die Körperwahrnehmung verbessert sich

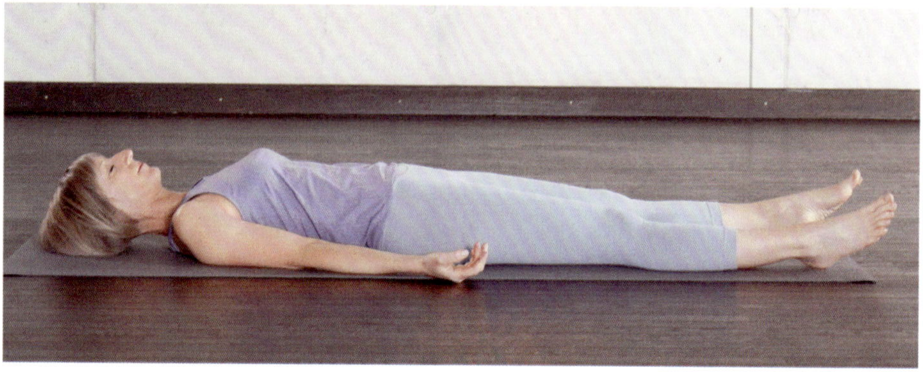

1. Anspannen-Entspannen: Muskelrelaxation nach Jacobsen

Diese Methode wurde vom amerikanischen Arzt Edmund Jacobson entwickelt. Durch den Wechsel zwischen Anspannung und Entspannung kann eine tiefe Entspannung erreicht werden.
Das Training kann sowohl im Liegen, Sitzen oder Stehen ausgeführt werden.

Die 5 Phasen der Übungen:

1. Hineinspüren in die jeweilige Muskelgruppe
2. Anspannung der Muskelgruppe
3. Halten der Spannung für 5–10 Sekunden
4. Loslassen der Muskelspannung
5. Wahrnehmen der Muskelgruppe

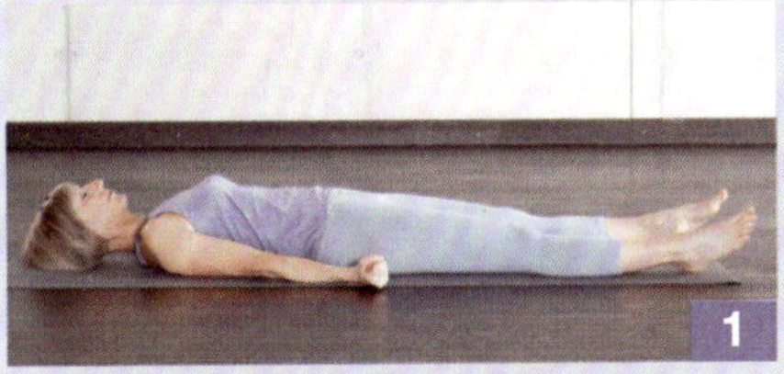

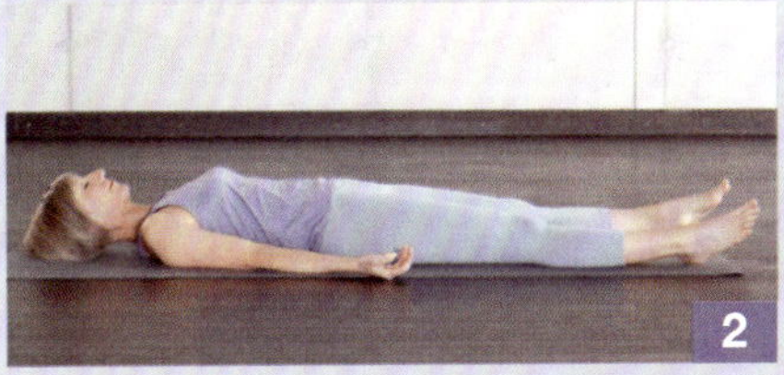

Beispielbild für das Anspannen der Hand zur Faust.

Übungsabfolge:

- Faust ballen
- Oberarm anspannen, Ellbogen mit offener Hand beugen
- Faust mit der anderen Hand
- Den anderen Oberarm anspannen
- Stirn runzeln
- Augen kneifen und Nase rümpfen
- Lippen aufeinander pressen, Zunge an den Gaumen drücken
- Schultern hochziehen
- Bauch anspannen
- Gesäß anspannen
- Rechten Oberschenkel anspannen
- Rechten Unterschenkel anspannen
- Rechten Fuß anspannen, Zehen nach innen rollen
- Linken Oberschenkel anspannen
- Linken Unterschenkel anspannen
- Linken Fuß anspannen, Zehen nach innen rollen

2. Gehen mit Atemrhythmus 2–4 oder 3–6

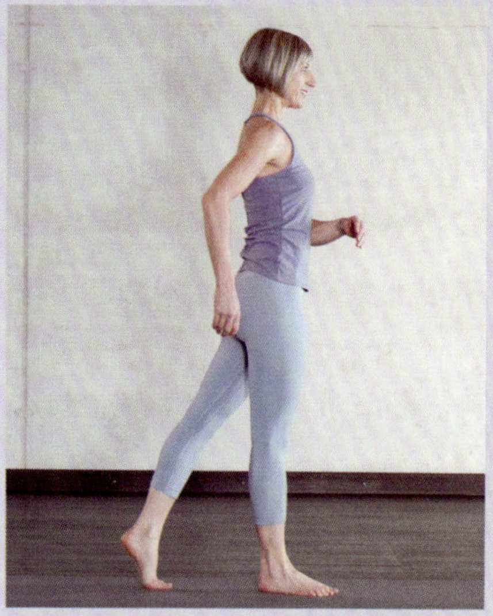

Gehe aufrecht durch den Raum.
Richte deinen Blick nach vorne.
Lass deine Gedanken kommen und gehen. Atme dabei 2 Schritte ein und 4 Schritte aus (Alternativ kannst du 3 Schritte ein- und 6 Schritte ausatmen). Gehe genau so für 3–15 Minuten. Beobachte was sich im Laufe des Gehens verändert. Werden deine Schritte langsamer? Senkt sich dein Puls? Atmest du tiefer? Entspannt sich dein Geist?

3. Bauchatmung

Diese Übung kannst du im Stehen, Sitzen oder Liegen ausführen. Lege deine Hände auf den Bauch und atme tief in den Bauch ein und wieder aus. Am besten versuchst du etwas länger aus- als einzuatmen.
Diese Übung kann deinen Puls und Blutdruck senken.
Eine wunderbare Entspannung für zwischendurch. Oft reichen schon 3 tiefe Atemzüge.

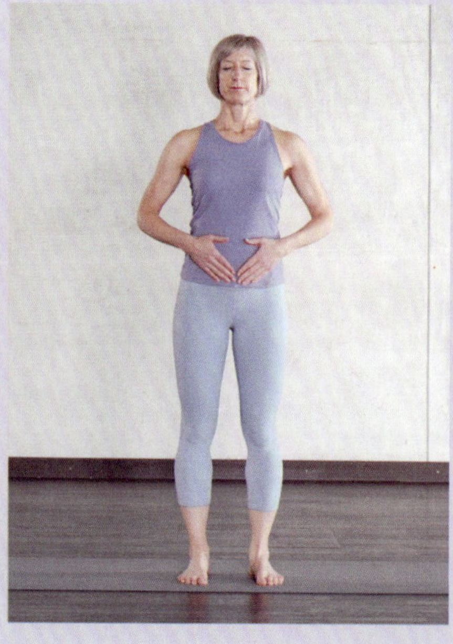

4. 4711 Atmung

Diese Atemübung kannst du im Sitzen, Stehen oder Liegen ausführen. Eigentlich heißt die Atemübung 4610, nur ich dachte mir, du kannst dir diese Zahl einfacher merken?! Atme ein bis du bis 4 zählst, dann bis 6 zählen und ausatmen. Diese Folge für 10 Minuten lang wiederholen.
Diese Übung kann deinen Puls und Blutdruck senken.

5. Die Atemwelle

Lege dich in die Rückenlage. Wenn du möchtest, lege dir ein Kissen unter die Kniekehlen. Nun atme einige Atemzüge tief in den Bauch ein und aus. Dann einige Atemzüge tief in den Brustkorb ein- und ausatmen. Schließlich verbindest du beide Atemräume, indem du in den Bauch ein-, dann in den Brustkorb ein-, dann Bauch aus-, und Brustkorb ausatmest!
6–10 Atemzüge wiederholen.

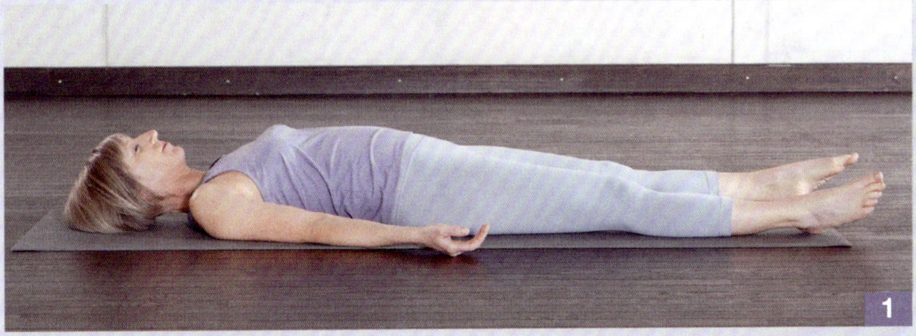

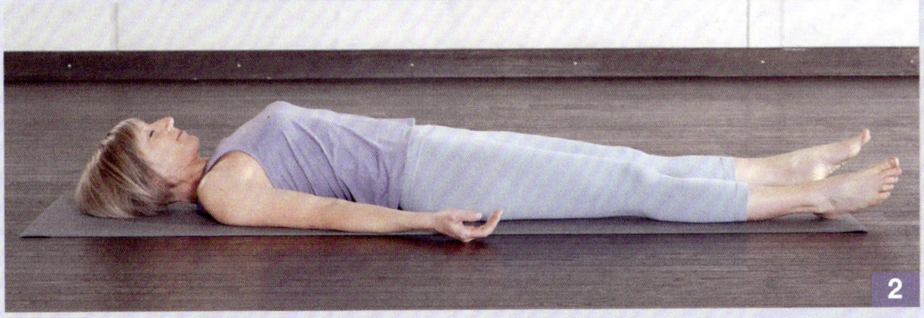

Gabi Fastner

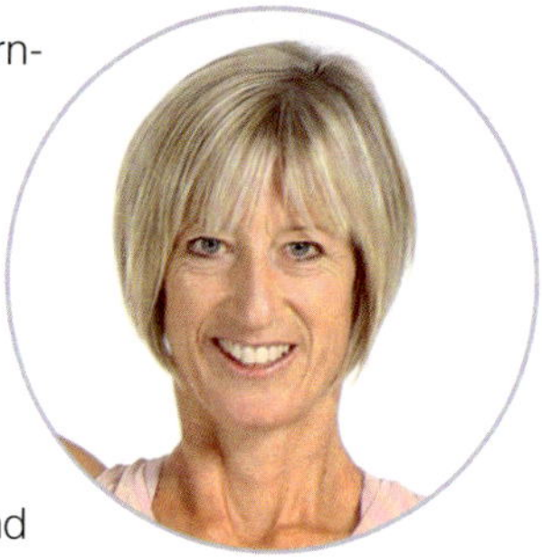

Gabi Fastner ist bekannt durch Ihre Auftritte in der beliebten Fernsehserie TELEGYM und ihren erfolgreichen YouTube Kanal.
Viele kennen Gabi Fastner auch von ihren Fortbildungen und Workshops auf Kongressen.
Sie ist staatlich geprüfte Gymnastiklehrerin und gibt ihr umfangreiches Fachwissen als Dozentin an einer Schule für angehende Gymnastiklehrer/innen weiter. Sie ist Vorstandsmitglied des DGymB (Deutscher Gymnastikbund).
In den letzten Jahren hat sie zudem mehrere Trainingsgeräte und Trainingskonzepte entwickelt, darunter „Funktionelles Figurtraining" und „mein Yoga". Sie ist mehrfache Fachbuchautorin in den Bereichen Fitness und Gesundheit.

Abbildungsverzeichnis

Seite
5 ©Suraphol - stock.adobe.com
6 ©adimas - stock.adobe.com
6 ©2dmolier - stock.adobe.com
7 Unter Verwendung von ©SciePro - stock.adobe.com
8 Unter Verwendung von ©nerthuz - stock.adobe.com
16 ©SciePro - stock.adobe.com
17 Unter Verwendung von ©SciePro - stock.adobe.com
19 ©SciePro - stock.adobe.com
21 Unter Verwendung von ©Sebastian Kaulitzki - Fotolia
26 ©Sandra Hirschbolz
27 ©Sandra Hirschbolz
29 ©SciePro - stock.adobe.com
31 ©Sebastian Kaulitzki - Fotolia
32 Unter Verwendung von ©Dariusz T. Oczkowicz, ars digital media services
33 ©2dmolier - stock.adobe.com

Literatur

Albrecht, K. (2011). *Intelligentes Bauchmuskeltraining.* Stuttgart: Haug.

Albrecht, K. (2013). *Körperhaltung. Modernes Rückentraining.* Stuttgart: Haug.

Albrecht, K. (2006). *Körperhaltung. Gesunder Rücken durch richtiges Training.* Stuttgart: Haug.

Appell, H.-J. & Stang-Voss, C. (1996). *Funktionelle Anatomie – Grundlagen sportlicher Leistung und Bewegung*. Heidelberg: Springer Medizin Verlag.

Fastner G. & Manhart I. (2. Auflage 2018). *Flacher Bauch-Starker Rücken: Effektives Training für die Körpermitte.* Aachen: Meyer & Meyer Verlag.

Froböse, I. (2006). *Das neue Rückentraining.* München: Gräfe und Unzer Verlag.

Prof. Dr. Grönemeyer, D. (2009). *Das Grönemeyer Rückentraining.* München: Verlag Zabert Sandmann.

Häflinger, U. (1999). *Gymnastik für den Beckenboden.* Aachen: Meyer & Meyer Verlag.

Häflinger, U. & Schuba, V. (2007). *Koordinationstherapie. Propriozeptives Training.* Aachen: Meyer & Meyer Verlag.

Hammes, A., Rühl J., Laubach, V. & Sutor, V. (2014). *Core & Stabilität. Grundlagenbuch sensomotorisches Training.* Frankfurt am Main: Deutscher Turnerbund.

Larsen C. & Miescher B. (2009). *Aufrechter Nacken: Beschwerden einfach wegtrainieren. Die besten Übungen aus der Spiraldynamik.* Stuttgart: TRIAS Verlag.

Meinart, P. (2020). *Zurück zur Beweglichkeit. Mobility Training für Einsteiger.* München: Riva Verlag.

Raab-Kronski, V. (2017). *Training mit den Schlingen. Seile können mehr als Kraft.* München: eo Verlag.

Weineck, J. (2004). *Sportbiologie.* Balingen: Spitta Verlag & Co. KG.

Wiechers, V. (2020). *Prä- & postnatales Training.* Mönchengladbach: Peter Brose Media Marketing [Mama Workout]

Winkler, J. & Regelin, P. (2012). *Standfest und stabil.* Aachen: Meyer & Meyer Verlag.

eo Verlag

Ihr Fachverlag für Bewegung und Gesundheit www.eo-verlag.com

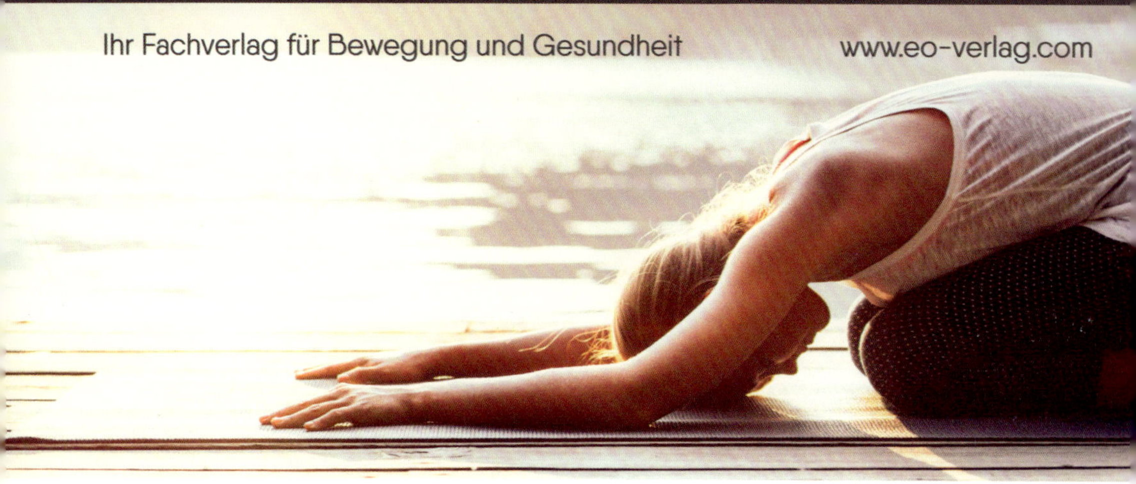

PASSENDE PRODUKTE ZUM KONZEPT

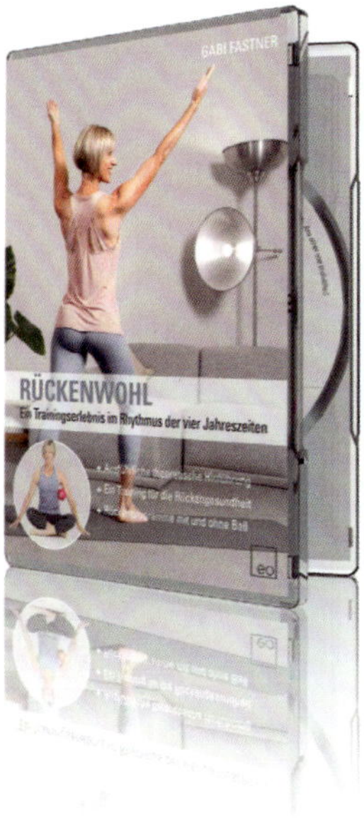

RückenWohl

Gabi Fastner

Art. Nr: dvd 024

Spielzeit: 140 Minuten

Diese DVD richtet sich an alle, die etwas für ihr Rückenwohl tun möchten. Jede Bewegung ist ein Zusammenspiel von knöchernen Strukturen, Faszien und Muskulatur des gesamten Körpers. Deshalb zeichnet dieses Kursformat eine ganzheitliche Herangehensweise an das Rückenwohl aus.

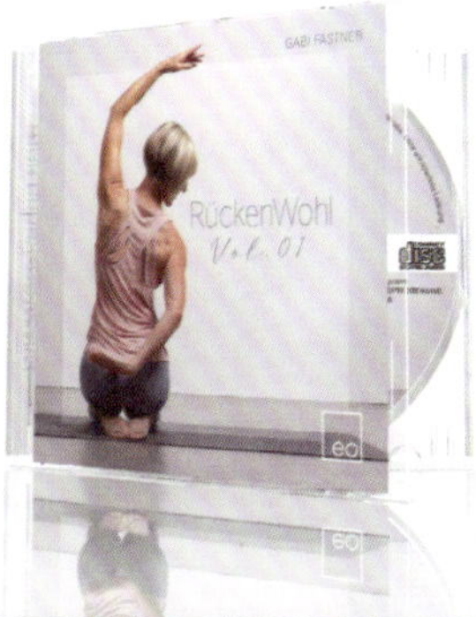

RückenWohl Vol. 01

Art. Nr.: wo 056

Spielzeit: 68 Minuten

BPM: 108 konstant

Kursarten: Rückenkurse, Toning

100% GEMA-frei

eo Verlag GmbH | eo music | eo film | eo book

Tel. +49 (0) 8161 / 549903 · info@eo-verlag.com · www.eo-verlag.com